AF306311

ÉPIDÉMIE CHOLÉRIQUE

De 1854,

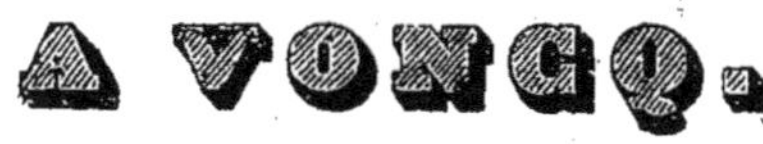

DE L'ÉPIDÉMIE CHOLÉRIQUE

De 1854,

A VONCQ.

Canton d'Attigny, arrondissement de Vouziers (Ardennes).

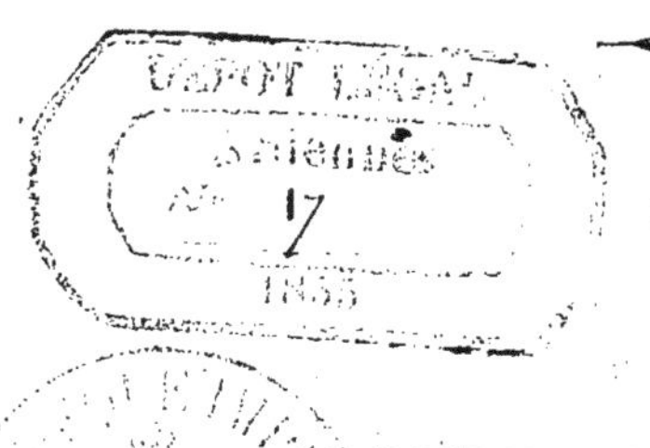

> Nous pensons qu'une même maladie
> peut guérir par différentes méthodes;
> ...... mais il existe toujours un trai-
> tement qui est le meilleur, et le plus
> habile médecin est celui qui sait
> l'employer.
>
> (ROSTAN. *De l'incrédulité en matière de médecine.*)

La première apparition de l'épidémie à Voncq eut lieu le 13 juillet 1854. Sa disparition complète n'eut lieu que le 10 septembre : en tout, deux mois moins deux jours de règne. Le moment de sa plus désolante intensité fut le 19 août.

Pendant ce règne de deux mois, 68 victimes furent tristement conduites au cimetière. Les inhumations se faisaient dans le silence le plus morne, mais avec une précipitation vraiment exagérée, peut-être même dangereuse.

De ces 68 victimes, seulement 25 ont été soignées complètement par moi. La plupart des autres moururent sans aucun secours médical. Quelques-unes enfin reçurent les soins d'un autre médecin.

Comme je ne puis garantir l'exactitude des choses qui n'ont pas passé sous mes yeux ; dans le tableau ci-annexé, je n'ai inséré que les faits de ma pratique, laissant à d'autres la charge qui leur incombe, et me contentant de faire ressortir de faits publiquement avérés les enseignements qu'ils recèlent.

J'ai reconnu trois degrés dans l'affection épidémique dont je m'occupe. Ces trois degrés, bien que réels ne sont pas tellement tranchés qu'on ne puisse être embarrassé dans certains cas sur la classification d'une série d'accidents présentés par tel ou tel malade. Ces degrés se succèdent quelquefois assez rapidement pour se confondre.

Le premier degré que je caractériserai *Embarras gastro-intestinal cholérique* a pour symptômes principaux : « Faiblesse musculaire. — Douleurs des membres. — Langue uniformément blanche et plate, sale à sa base, d'un rouge granulé sur ses bords. — Inappétence ou Boulimie. — Borborygmes. — Selles brunes, peu abondantes par le nombre et la masse des déjections, généralement accompagnées de coliques le plus souvent légères. — Eblouissements. — Tintouins. — Palpitations. — Anxiété thoracique, amenant de fréquents soupirs. — Dégoût du travail. — Sueurs au moindre exercice. » Il me semblait reconnaître un pouls concentré variant à chaque pulsation d'une manière assez légère, mais que l'habitude à la fin m'avait rendue sensible.

Je ne crois pas exagérer en disant que dans le village de Voncq, sur à peu près 1,000 habitants, 800 ont été atteints de ce premier état, à des degrés d'intensité variables.

La durée de ces accidents était généralement de plusieurs jours, excepté quand l'art intervenait avec les secours de la thérapeutique. La diarrhée brune, déjà si bien observée par Tissot, durait seulement quelques heures, et se trouvait bientôt remplacée par de la constipation ou plus souvent par une diarrhée d'aspect différent.

Le second degré ou *cholérine* était pour moi caractérisée par les mêmes accidents, généralement plus intenses avec *les selles riziformes* comme caractère essentiel. *Borborygmes ridicules.* — *Nausées.* — *Sensations bizarres* ressemblant tantôt à des chaleurs, tantôt à ce que ferait éprouver le contact d'un liquide chaud s'écoulant le long de la colonne vertébrale lombaire. Puis *Selles fréquentes et rapides* suivies d'un soulagement trompeur parce qu'il n'est que momentané. Les liquides sont lancés comme par une seringue; ils laissent dans le rectum et à l'anus la sensation d'une chaleur brulante.

Ce second degré avait une durée en raison inverse de l'intensité des symptômes. Le plus souvent avec les vomissements se succédaient rapidement les symptômes suivants, pour tout le monde caractéristiques du choléra confirmé, savoir : « Abattement. — Refroidissement des extrémités. — Altération des traits. — Yeux bordés de noir, recouverts par la paupière supérieure devenue peu mobile, enfoncés dans l'orbite. — Dilatation ou contraction des pupilles. — Affaiblissement progressif du pouls jusqu'à disparition complète. — Crampes généralement faibles et quelquefois nulles. — Affaiblissement de la voix. — Froideur de la langue et de l'air expiré. — Soif inextinguible avec désir de boire froid. — Sentiment d'un feu dévorant au creux épigastrique. — Oppression et étouffements constants. — Suppression des urines. — Au milieu de tout cela enfin : selles fréquentes, caractéristiques, souvent involontaires. — Vomissements caractéristiques. — Sueurs visqueuses et froides sur les parties découvertes. — Cyanose. — Perte de souplesse et d'élasticité de la peau. »

Plusieurs formes de réaction se sont montrées à moi : l'une franche et rapide jusqu'à guérison, l'autre ataxique et incomplète, l'autre enfin de forme typhoïde.

Voici les symptômes de cette forme typhoïde en ce qu'elle a de carastéristique : « Pouls petit, serré, fréquent de 100 à 140. — Cyanose continuant. — Stupeur du visage. — Coma. — Aridité ou viscosité de la peau. — Pulvérulence des narines. — Épistaxis. — Plaintes étouffées. — Suppression des selles ou persistance de la diarrhée. — Caléfaction incomplète. — Refroidissement des parties exposées à l'air. — Rareté des urines ou même continuité de leur suppression. — Eruption septicémique (Piorry) des fesses et des régions trochantériennes, plaques gangreneuses de la peau dans ces régions. — Parotide violente et mortelle une seule fois. »

La réaction de forme ataxique ne diffère de celle-ci que par l'activité musculaire qui déterminait une *jactitation immodérée, des cris, du délire, des mouvements brusques que l'on ne pouvait contenir.*

Ces deux formes laissaient peu d'espérance de sauver les malades, la dernière surtout.

Ces descriptions étant données, il est facile de comprendre le tableau que j'ai dressé des malades que j'ai soignés à Voncq pendant le règne épidémique de cette année. Il me reste seulement à faire ressortir de cette statistique les enseignements que j'y trouve au sujet des chefs suivants : l'Embarras gastro-intestinal, la Cholérine, le Choléra et la Suette.

J'ai été appelé à Voncq auprès de **153** malades atteints de l'épidémie cholérique : 64 hommes, **81** femmes, 8 enfants des deux sexes de 2 à 14 ans inclusivement.

Ces 153 malades sont ainsi partagés selon les trois degrés de l'affection.

Embarras gastro-intestinal **36.**

11 hommes. — 24 femmes. — 1 enfant.

Cholérines **73.**

37 hommes. — 34 femmes. — 2 enfants.

Choléras **44.**

16 hommes. — 23 femmes. — 5 enfants.

Dans ce résumé ne sont pas compris, je le répète, les malades que je n'ai pas vus.

J'ai pu voir à la mairie, une liste exacte des personnes mortes pendant le choléra. J'ai fait figurer ces cas dans un tableau à part. J'en parlerai à l'article choléra. Ici, je dirai seulement, que tenant compte de ces cas de morts et que je n'ai pas traités, si l'on rapporte au chiffre des femmes **381** le nombre des personnes de ce sexe atteintes de l'épidémie, et si l'on fait la même chose pour les hommes qui sont à Voncq au nombre de **365**, on reconnait que la différence qui existe entre ces deux catégories est presque nulle.

ARTICLE 1er.

Embarras gastro-intestinal cholérique.

Je ne puis donner pour ce cas particulier des résultats statistiques exacts, attendu que les malades qui m'ont appelé dans cette période de l'affection ne représentent que l'immense minorité de ceux qui en furent atteints. Les plus gravement affectés ou les plus attentifs à leur santé étaient les seuls qui m'appelassent à ce degré.

Si l'on s'en rapportait aussi au résumé de statistique fait plus haut, on serait tenté de conclure à une presque complète immunité pour les enfants. Mais chez eux, les premiers degrés de l'affection sont généralement méconnus ou négligés, c'est ce qui explique le petit nombre que j'en ai vu.

Au sujet de ce premier degré de l'affection cholérique, voici les questions que je me propose d'examiner :

1º *A-t-il des causes occasionnelles?*

2º *Présente-t-il du danger?*

3º *Est-il convenable de le traiter activement?*

4º *Quel est le mode de traitement qu'il convient le mieux de lui opposer?*

J'ai décrit plus haut l'ensemble symptomatique auquel je donne le nom d'embarras gastro-intestinal, je n'y reviendrai pas en ce lieu.

Je parlerai plus loin de la nature de l'épidémie cholérique. Je dirai seulement ici que ma persuasion à cet égard, c'est que le choléra a pour cause subjective un empoisonnement miasmatique. Si la dose du poison cholérique est peu considérable, ou si les dispositions individuelles permettent de résister à son influence de manière à empêcher ses manifestations plus graves, l'empoisonnement qui n'a lieu qu'au premier degré produit l'embarras gastro-intestinal.

Personne ne doute que la première et la principale cause occasionnelle de l'embarras gastro-intestinal cholérique, ce ne soit le séjour habituel dans un lieu où règne le choléra. Le séjour dans un lieu infecté doit exposer davantage en raison de sa plus longue durée. On conçoit pourtant qu'un moment suffise pour déterminer un empoisonnement miasmatique chez un homme bien portant.

Plusieurs malades soit de Voncq, soit des villages voisins et moi-même, nous avons senti ou cru que nous sentions se produire en nous, l'empoisonnement dont je parle. Des vapeurs méphitiques semblaient s'élever de terre et venaient frapper désagréablement l'odorat. A partir de ce moment, on sentait une gêne à respirer, de l'inappétence, des troubles du cœur, des vertiges. Ce fait, je l'ai éprouvé moi-même et bien des malades m'ont assuré que cela leur était aussi arrivé. Au milieu des champs, me disait un ouvrier, nous sentions subitement comme une vapeur chaude et puante s'élever de terre ; nous cherchions autour de nous s'il n'y avait pas quelque taupe en putréfaction, mais nous ne trouvions rien ; du reste le mauvais air ne faisait que passer. Nos paysans basés sur des faits semblables, au sujet du choléra, me répétaient : *c'est un mauvais air qui roule.*

Sans regarder ces exhalaisons comme cause indubitable de l'embarras gastro-intestinal cholérique, je crois pourtant que le fait dont je parle et qu'une multitude de personnes ont constaté avec moi, n'est pas sans importance et mérite d'être apprécié.

Les fatigues excessives, la nourriture insuffisante, les passions tristes, les affections chroniques, même légères, du tube digestif, le dernier repas du soir pris trop tard, l'abus habituel des alcooliques, l'abus accidentel de l'eau et surtout de certaines boissons fermentées telles que la *piquette* de marc de

raisins, celle de pommes ou de poires, celle de ce-
rises ou de prunes : telles sont les causes occasionnelles qui se sont le plus souvent présentées à mon
observation. (Ces piquettes se préparent simplement
par le contact prolongé des fruits secs ou desséchés
dont j'ai parlé avec une plus ou moins grande quantité d'eau.)

Je dois citer à part comme très-importante au
point de vue étiologique, la circonstance de soins
assidus donnés à des malades atteints de choléra.
Non pas que je veuille faire entendre par là qu'il y
a transmission contagieuse du mal ; mais la fatigue,
la crainte, l'insomnie, le chagrin, l'air confiné, les
odeurs des déjections, sont certainement des causes
qui quand même elles ne seraient pas contagieuses,
altèrent directement la santé et favorisent le développement des manifestations de l'épidémie.

Je ne parle pas ici de toutes les causes de mauvaise hygiène tirées de l'habitation. Je ne crois pas
que la meilleure hygiène puisse empêcher ce premier degré d'empoisonnement cholérique. J'ai observé ce premier degré sur la généralité des habitants. C'est ce premier degré qui est épidémique dans
le vrai sens du mot. Il n'épargne presque aucune lo-
calité, même de celles où le choléra confirmé n'a point
paru ; et il n'épargne qu'un très-petit nombre d'habitants dans les pays même les moins maltraités.

Si l'on veut trouver la cause subjective de l'épidémie c'est dans ce degré qu'il faut faire ses
investigations. A mon avis, c'est dans les gaz que
contient le sang des sujets atteints d'embarras
gastro-intestinal cholérique qu'il faut rechercher la
cause du choléra.

J'ai dit plus haut que l'embarras gastro-intesti-

nal est produit par l'absorption d'une certaine dose
de miasmes. Que cette dose soit éliminée, l'affection
est guérie. Mais ce premier degré d'empoisonnement est une prédisposition puissante à l'absorption
d'une nouvelle dose toxique ; l'élimination de ce
poison demande l'action d'une synergie puissante
de tout l'organisme ; elle exige dans la généralité
des cas une lutte de plusieurs jours ; il est facile
de troubler cette élimination par des actes volon-
taires dont on ne calcule pas facilement la portée ;
une faiblesse organique native ou acquise peut décider la victoire du mal sur l'ordre actif persistant
de l'économie : telles sont les considérations qui
m'obligent à regarder l'embarras gastro-intestinal
cholérique comme dangereux.

Du reste, la plus grande partie des faits de cholérine grave et de choléra que nous allons successivement passer en revue, ont débuté par l'embarras gastro-intestinal. Que les malades se soient
traités ou non il n'en faut pas moins conclure que,
par une pente rapide, l'embarras gastro-intestinal
mène au choléra. Si cet état n'est pas dangereux
par lui-même, il est donc dangereux par son alliance
intime avec le choléra confirmé.

Tout naturellement ce qui précède nous amène
à conclure qu'il est nécessaire de traiter l'embarras
gastro-intestinal cholérique. Mais ce traitement
doit-il être purement hygiénique, expectatif ; ou
bien, doit-il être actif, perturbateur. Pour ma part,
je crois qu'en général et surtout à la campagne, il
faut traiter activement le premier degré de l'empoisonnement cholérique.

Je regrette que les faits de ma pratique ne soient
pas plus nombreux ; mais leur nombre quoique restreint ne laisse pas que d'éclairer la question.

Il y a eu à Voncq dans l'épidémie dernière, à deux ou trois près, 60 cas de choléra confirmé dont les premières atteintes n'ont été aucunement soignées ; 70 cas au moins de cholérine plus ou moins grave ont débuté par l'embarras gastro-intestinal et n'ont pas été soignés dans cette période ; voilà donc 130 cas au moins sur 138 qui prouvent que l'expectation ignorante est un mode de traitement désastreux.

Voyons si l'expectation dirigée par l'homme de l'art offre elle-même assez de garanties pour mériter d'être acceptée comme règle de conduite par les médecins.

J'ai vu 36 cas d'embarras gastro-intestinal cholérique. A 17 d'entre eux, et c'était généralement les moins graves, j'ai appliqué l'expectation : *repos, diète, boissons appropriées.* Contre les 19 autres j'ai employé un traitement plus ou moins actif. Des 17 premiers, 5 furent suivis de cholérine, 2 furent suivis de choléra. Les 19 autres, au contraire, passèrent tout le temps de l'épidémie sans rechute, excepté trois qui furent atteints de suette. Or ces trois derniers étaient précisément de ceux qui avaient déjà eu la suette en 1849, et nous verrons plus tard qu'aucun de ceux-là n'échappa, cette année, à une récidive.

Sans vouloir conclure de ce qui précède que l'expectation, même dans la cholérine au premier degré, doit être abandonnée ; je dirai cependant que son emploi est chanceux, et qu'en général, il faut lui préférer un traitement plus actif.

D'ailleurs, des raisons d'un autre ordre, mais non moins puissantes, viennent appuyer ma manière de voir. Ces raisons sont tirées de ce que, à la campagne surtout, les prescriptions hygiéniques, qui font la base de l'expectation, ne sont point suivies; en second lieu de ce que le traitement actif, qui n'expose à aucun danger, est beaucoup plus expéditif.

Les travaux de la campagne sont pressants; l'ouvrier à gages craint de perdre sa place; s'il vit de son bien, il aime à faire lui-même sa besogne, parce qu'elle est mieux faite et qu'il gagne le salaire qu'il donnèrait au manouvrier. Dans ces conditions, le traitement qui sans danger va le guérir en un jour ou même en quelques heures, n'est-il pas préférable à l'expectation qui demande plusieurs jours, ou même plus d'une semaine, et tient toujours le malade sous le coup d'une intoxication plus grave. Et d'ailleurs ordonnez le repos au lit au paysan que l'ouvrage appelle, il se lèvera et travaillera. Recommandez-lui la diète, même avec menaces de mort en cas de désobéissance, le paysan mangera, il boira du vin, il boira surtout de l'eau-de-vie de son crû. Lui-même ou ses voisins ne manqueront pas d'arguments plus puissants que les nôtres pour le déterminer à enfreindre nos prescriptions.

En temps d'épidémie grave, les médecins sont obligés de se multiplier; pour eux-mêmes le traitement le plus expéditif est donc préférable. Que de malades à qui j'ai rendu seulement deux visites, en eussent exigé cinq ou six ou même davantage, si j'eusse employé l'expectation. L'intérêt pécuniaire du malade est donc encore favorable à mon opinion.

Or quel est le traitement actif qui convient le mieux pour guérir l'embarras gastro-intestinal cholérique? Je ne puis répondre à cette question dans sa généralité. Mon expérience personnelle est trop restreinte.

J'ai employé onze fois le vomi-purgatif suivant :

Ipécacuanha (pulv) 1 gramme.

Emétique... 0, 10.

A prendre en quatre fois de 1/4 en 1/4 d'heure.

Sur ces 11 cas, huit fois il y eut guérison immédiate ; deux fois la suette se déclara le lendemain ; enfin, une fois le médicament ci-dessus ayant été administré deux jours de suite, il n'en résulta aucun inconvénient, mais la suette se déclara néanmoins au troisième jour.

Une fois j'ai donné : poudre d'ipéca 1,50 gramme en quatre fois, et il y eut guérison.

Quatre fois j'administrai un purgatif : trois fois le sulfate de soude, une fois le calomel ; dans ces quatre cas j'obtins la guérison. Ce qui me faisait donner le purgatif seul, c'était l'absence de symptômes gastriques bien prononcés.

Enfin dans deux cas de diarrhée jaune homogène, sans autre accident, je me trouvai bien de l'emploi du laudanum en lavements.

Comme on le voit, pour le sujet particulier que je traite, mon expérience est insuffisante. Quand l'embarras gastro-intestinal était bien caractérisé et d'une intensité réelle, j'employais le vomi-purgatif et je m'en suis bien trouvé. Les symptômes gastriques étaient-ils nuls ou peu prononcés, j'employais seulement un purgatif. Le laudanum en lavement me paraissait indiqué dans la diarrhée jaune homogène. Je ne puis donc décider la question de préférence que j'ai posée plus haut.

Cependant, s'il fallait instituer pour la pratique un traitement général ; comme je crois qu'il vaut mieux être trop que trop peu actif, j'adopterais le vomi-purgatif comme formule générale, c'est en effet cette médication qui dans mes mains a été suivie des guérisons les plus rapides et les plus complètes.

Des médecins et des plus honorables prétendent que la médication évacuante est dangereuse en temps d'épidémie cholérique. Pour ce qui est de son emploi contre l'embarras gastro-intestinal, ma pratique bien que peu étendue me permet de ne pas partager ces craintes. L'expectation est le mode d'agir qui me rassure le moins.

Cette question reviendra du reste dans le cours de ce travail.

ARTICLE 2me.

Cholérine.

Personne, que je sache, ne serait tenté de regarder la cholérine comme une affection légère, s'il avait été, comme moi, témoin des faits que j'ai observés à Voncq pendant l'épidémie de cette année. C'est à peine si j'ai observé quelques cas de cholérine avec vomissements riziformes, tant succédaient rapidement à ces derniers les symptômes du choléra confirmé.

J'ai vu à Voncq 73 cas de cholérine dont un grand nombre fort graves : 37 sur des hommes, 34 sur des femmes, ainsi répartis :

Age.	Hommes.	Femmes.
De 15 à 25 ans,	1	4
De 25 à 35,	17	15
De 35 à 45,	5	6
De 45 à 60,	8	4
De 60 à 80,	6	5

Enfin, 2 sur des enfants.

Dans les deux sexes, les individus de 25 à 35 ans sont ceux qui fournissent le plus de sujets à la cholérine. C'est dans l'enfance et dans l'âge dit critique que l'on en rencontre le moins.

Les mêmes causes que j'ai notées au sujet de l'embarras gastro-intestinal cholérique amènent la cholérine.

Au sujet du traitement, je comparerai comme plus haut l'expectation et la médecine active.

Je dois d'abord faire une remarque importante : je n'ai soumis à l'expectation que les cas les moins graves. Pour les plus graves, au contraire, je recourais sans retard à l'emploi de quelque évacuant puissant, ou plus rarement de quelque autre remède non moins actif.

Sur 12 cas de cholérine traités par l'expectation sans autre moyen actif qu'un lavement ou deux amylacés et laudanisés à 5 ou 10 gouttes, j'ai obtenu 7 guérisons dont une très-lente et les 6 autres d'une durée moyenne de cinq ou six jours. — Quatre fois, je dus cesser de m'en rapporter à l'expectation qui n'empêchait pas les accidents de s'aggraver, et recourir soit à l'émétique et l'ipéca, soit à quelque purgatif. — Un cas fut jugé chez un vieillard par l'apparition d'un hémizona très-grave.

En résumé, l'expectation appliquée aux cas les moins graves a suffi pour amener la guérison 7 fois sur 13.

Contre l'expectation ignorante, je puis citer 60 cas de choléra confirmé dont un traitement actif administré à propos aurait pu, sans doute, conjurer les manifestations.

31 fois, j'ai mis en usage l'émétique et l'ipéca :

25 fois la guérison fut immédiate, 6 fois l'action de cette poudre composée fut moins clairement avantageuse ; ces 6 cas méritent une mention particulière.

Le premier cas fut celui du numéro 19 du tableau. Ce jeune homme atteint de cholérine intense avec symptômes d'oppression graves, prit d'abord l'émétique et l'ipécacuanha. Le lendemain il y avait un soulagement tel que le malade se regardait comme guéri. Sur ces entrefaites, arrivent les couches assez difficiles de son épouse. L'émotion, la fatigue, le défaut de précautions, l'insomnie ramènent la diarrhée; non plus la diarrhée riziforme, abondante et insidieuse par l'absence de douleurs sensibles, mais une diarrhée homogène et jaunâtre qui ne laissait pas que de l'affaiblir considérablement. J'ordonnai une potion de 200 grammes d'eau avec 4 grammes d'extrait de cachou, par cuillerée à bouche de deux en deux heures et des lavements amylacés avec une décoction de têtes de pavôts. Cette médication fit passer le malade d'un excès dans un autre ; à la diarrhée succéda la constipation avec sentiment de plénitude du ventre, coliques gazeuses et préoccupations tristes. J'administrai alors 25 grammes de teinture de Jalap composée et deux jours après, je fis prendre contre la constipation, qui était revenue avec perte d'appétit, un gramme de poudre de Rhubarbe par jour. A partir de ce moment, le malade fut guéri et n'eut point d'autre accident pendant le cours de l'épidémie.

On le voit, ce cas ne prouve assurément rien contre l'emploi de l'émétique et l'ipéca. De plus il ressort de l'observation cet enseignement que l'emploi d'un purgatif drastique, suivi de l'usage d'un gramme de Rhubarbe par jour, pendant une dizaine de jours, n'a été suivi d'aucun accident chez un homme certainement placé sous le coup de l'intoxication cholérique.

Voici un autre fait non moins précieux au même égard. Il s'agit du numéro 48 et 48 bis du tableau. Le jeune homme qui fait le sujet de cette observation, jouit habituellement d'une bonne santé ; cependant il est sujet à avoir des vers intestinaux, ce qui lui donne quelquefois un appétit exagéré et certaines sensations morbides au creux épigastrique. Atteint d'abord d'un embarras gastro-intestinal assez grave, à cause des accidents cérébraux, je crus alors pouvoir m'en tenir à l'expectation, sûr que j'étais que ce jeune homme se soumettrait minutieusement à mes prescriptions. Je dus me repentir de cette temporisation. En effet, le lendemain la cholérine était complète avec nausées mais sans vomissements, et avec accidents cérébraux vraiment inquiétants. Sans plus attendre, j'ordonnai l'émétique et l'ipécacuanha. Le malade fut grandement soulagé. Mais il lui resta au creux de l'estomac la sensation d'un corps étranger qui l'étouffait. J'ordonnai dix pastilles de Santonine. Le malade rendit une trentaine de lombrics en deux ou trois jours. Dès lors, je le crus guéri, mais il eut encore des douleurs à l'estomac, la moindre nourriture le gênait et l'étouffait, l'épigastre se gonflait même après l'ingestion de l'eau froide ; du reste, point de douleur à la pression, langue toujours humide, plate et couverte d'un enduit uniformément blanc mat. Un médecin ordonne l'eau de Seltz. Cette eau gazeuse lui fait du bien, il s'en contente et passe ainsi deux semaines sans presque oser se nourrir, ni se permettre d'autre boisson que l'eau. Des alternatives de constipation et de diarrhée continuent à miner sa santé, à l'affaiblir sourdement et à lui ôter le courage et l'espérance. Alors, après deux jours de lutte, je le décide enfin à prendre un gramme de Rhubarbe par jour. Bientôt l'appétit lui était revenu, les selles s'étaient régularisées, et le malade rassuré par mes paroles pouvait reprendre une nourriture fortifiante et recouvrer sa santé habituelle.

Cette observation prouve qu'il est quelquefois dangereux de s'en rapporter à l'expectation, même quand il n'y a encore qu'embarras gastro-intestinal cholérique ; que l'émétique et l'ipécacunaha peuvent être donnés ensemble, impunément, même quand il y a complication vermineuse ; que cette complication vermineuse peut tenir longtemps en échec les efforts du thérapeutiste ; et qu'enfin la Rhubarbe donnée pendant plusieurs jours, à la dose d'un gramme par jour, peut amener la guérison de cas difficiles, loin de produire aucun accident.

A ce propos aussi, je dois dire que, dans l'épidémie dernière, je me suis généralement bien trouvé, surtout pour les enfants, de leur faire prendre, avant toute manifestation cholérique, quelques pastilles de Santonine dont l'efficacité ne saurait être mise en doute comme vermifuge.

Une fois l'emploi de l'émétique et l'ipéca fut suivi de suette après plusieurs jours d'intervalle. Je note ce fait parce qu'il a paru, la malveillance aidant imputable à ma pratique. Or la dame qui fait le sujet de cette observation avait déjà eu la suette en 1849. (Numéro 3. Tableau supplémentaire.)

Trois fois enfin, après un temps plus ou moins éloigné, l'emploi de la poudre composée dont il est question en cet article fut suivi du développement du choléra.

Le premier cas, qui fut suivi de guérison est celui

du numéro **87** et **87** bis du tableau. Cette dame, convalescente encore d'un rhumatisme articulaire aiguë, fut subitement atteinte de cholérine grave. J'ordonnai l'émétique et l'ipéca. Il y eut une rémission de deux jours complets. Mais le troisième jour, les déjections supérieures et inférieures et tout le cortège symptomatique du choléra le plus grave se déclarèrent. La malade qui avait grande confiance en moi ne perdit pas l'espérance ; elle se soumit à l'emploi du sel marin et fut guérie.

Ce cas de choléra est-il bien imputable à l'emploi du vomi-purgatif? S'il en était ainsi, il n'y aurait eu aucun intervalle entre l'effet du médicament et l'apparition du choléra. Disons plutôt que le médicament a été impuissant pour amener une guérison complète ou qu'après avoir été réellement guérie la malade a subi une intoxication nouvelle. Quoi qu'il en soit, voilà un cas où furent administrés successivement un vomi-purgatif et le sel marin à doses successives, médicament qui pour presque tous les médecins agit surtout comme évacuant, et malgré ces médicaments, grâces à eux, sinon plutôt la guérison put être obtenue dans un cas de choléra développé chez une malade affaiblie par une affection récente. Cette observation n'est-elle pas bien propre à détruire les craintes exagérées de quelques médecins à l'égard des évacuants pendant une épidémie cholérique? Et notez que tout cela se passait au moment même où le choléra allait frapper ses plus rudes coups, du **13** au **20** août.

Les deux autres cas furent suivis de mort. Dans l'un, il s'agit d'une femme obsédée de frayeur et de chagrins. Elle donnait des soins à son mari mourant quand je la vis, ne pouvant se soutenir, n'ayant plus aucun courage et sur la figure portant le cachet cholérique le plus reconnaissable. Elle consent à prendre la poudre d'émétique et d'ipéca et elle se met au lit. C'était le matin, à cinq heures. Le soir du même jour, elle se lève se sentant guérie. L'appétit même se prononce et elle mange une soupe abondante. La nuit se passe tranquille. Mais le lendemain on lui annonce tout à coup que les scellés vont être apposés sur son mobilier. Alors elle entre dans une violente colère contre de prétendus ennemis qui veulent lui faire un insigne affront et sous l'influence de cette violente colère, elle est prise du choléra et meurt après quelques heures de souffrances. Telle est l'expression exacte de la vérité. Dans ce cas encore, n'est-il pas probable que sans cette violente colère, la malade eut été guérie sans retour de la cholérine dont elle était gravement atteinte. Du reste, j'ai mis cette femme au rang des faits incomplètement observés, car je dus me mettre au lit moi-même, et ne plus la revoir en la quittant le matin même du **18** août, l'un des jours les plus néfastes de cette année épidémique. (Numéro **24** du tableau supplémentaire.)

C'est à peine si j'ai besoin de parler du dernier cas. Il s'agit en effet d'un malheureux domestique de charrue, abandonné sans soins dans un lit d'écurie au milieu des circonstances hygiéniques les plus défavorables. Plus de dix jours s'étaient écoulés après l'emploi de la poudre vomi-purgative quand il fut définitivement atteint du choléra dont il mourut. (Numéro **58** et **58** bis.)

En résumé, au sujet de la poudre vomi-purgative émétique et ipécacuanha : **31** fois elle fut employée contre la cholérine généralement grave ; **25**

fois elle décida une guérison immédiate, c'est-à-
dire du jour au lendemain; 2 fois la guérison fut
incomplète; 1 fois il y eut malgré elle récidive de
suette; enfin 3 fois la guérison immédiate parut
complète, mais elle ne put empêcher le développement du choléra plusieurs jours après.

Passons maintenant à l'ipéca seul. J'ai employé
cette poudre simple dans 7 cas de cholérine : 4
fois il y eut guérison rapide, c'était à la fin de l'é-
pidémie; 3 fois malgré une amélioration réelle
mais passagère, après un intervalle d'un jour com-
plet, le choléra se développa et enleva une malade.

Bien que je regarde la poudre d'ipéca, comme
moins sûre que la poudre vomi-purgative composée, il ne me semble pas néanmoins que l'on puisse
imputer à son usage le développement de ces trois
cas de choléra. Il y eut en effet un intervalle nota-
ble, 30 heures au moins, entre les effets du remède
et l'apparition des symptômes du choléra. Et d'ailleurs deux de ces malades guérirent à peu près sans
autre traitement que la glace : numéro 107 et numéro 111 ; ce médicament paraîtrait donc plus tôt
favoriser la guérison que la rendre plus difficile.

Quant au troisième cas, le voici : Une dame de
64 ans, d'une santé détériorée, probablement par
une maladie organique de l'utérus, tourmentée vivement de la crainte de perdre une somme assez
considérable, se sent prise d'une cholérine vraiment
inquiétante. On m'appelle, et j'ordonne 1 gramme
50 centigrammes d'ipéca à prendre en quatre fois
de quart en quart d'heure. Le soir du même jour,
je revois ma malade qui me déclare avec joie qu'elle
se trouve bien soulagée. Cependant je m'informe,
et j'apprends qu'elle a été plus de 15 fois à la selle,

qu'elle a peu vomi et que les matières des selles sont toujours riziformes. Cet informé me rassure peu : les selles bilieuses eussent été seules capables de m'ôter toute crainte. Mais je ne puis ordonner une nouvelle dose du médicament, ou le remplacer par un purgatif, attendu que dans la maison les esprits sont prévenus contre cette médication : on ne s'était décidé qu'à grande peine à l'emploi de l'ipéca. Forcé par les circonstances, je prends le parti d'attendre au lendemain. Mais le lendemain, la malade, qui s'était levée de bonne heure et faisait sa besogne comme de coutume, est prise vers le soir d'accidents nouveaux ; et cette fois, faisant prématurément le sacrifice de sa vie, elle abandonne toute idée d'espérance et refuse tout traitement. Elle mourut 72 heures après, sans mes soins à partir du début de son choléra, parceque la maladie m'avait forcé moi-même à me mettre au lit. Cette malade est au numéro **91** et **91** bis du tableau.

Voilà un cas où je crois encore vrai de conclure que l'ipécacuanha n'a pas produit le changement de la cholérine en choléra, mais où il fut impuissant à arrêter tous les accidents. A quelle médication ne pourrait-on pas faire des reproches plus considérables.

Ce fait, aidé d'autres analogues à celui-là, m'autorise à penser que dans la cholérine, mieux vaut être trop que trop peu énergique.

Que dit ma pratique au sujet des purgatifs? J'ai employé contre la cholérine le sulfate de soude seul, 3 fois; 2 fois les malades guérirent, mais assez difficilement; dans le troisième cas, le sulfate sodique ne put empêcher le développement rapide du choléra et la mort au bout de 12 heures : c'était chez un malade extrêmement pusillanime et que je ne pus décider à la moindre espérance. — Deux fois j'employai l'émétique uni au sulfate de soude : une fois le remède fut insuffisant, l'autre fois il décida la guérison. — Une fois j'ai employé avec avantage le calomel uni au jalap. — Enfin, deux fois, j'ai employé l'eau-de-vie allemande : une fois elle guérit la cholérine, une autre fois elle fut insuffisante. Quant à la Rhubarbe, je l'ai employée avec avantage dans deux cas dont l'histoire est rapportée plus haut.

On le voit, j'ai rarement trouvé des cas d'embarras intestinal, indiquant franchement l'emploi des purgatifs. Encore, dans la moitié au moins des cas cités ci-desssus, le purgatif n'était-il employé que comme adjuvant ou pour achever le traitement resté incomplet par d'autres moyens.

Quoi qu'il en soit, sur dix cas d'emploi des purgatifs, un seul pourrait paraître coupable du développement du choléra. C'est le cas de cet homme pusillanime et sans espérance qui peut-être n'aurait pas dû figurer au rang des cholérines, tant l'affection chez lui fut rapide et grave dès le début. D'ailleurs s'il m'en souvient, il revomit immédiatement le sel purgatif et refusa ensuite tout autre traitement.

Cinq fois, j'ai employé les lavements amylacés faits d'une décoction de têtes de pavôts. Trois fois ils suffirent pour amener la guérison au bout de quelques jours : c'était à la fin de l'épidémie. Deux fois enfin la guérison dut être rapportée à d'autres moyens employés concurremment.

Quant aux lavements laudanisés, ils furent employés dans tous les cas, ou à peu près, notés comme ayant été traités par l'expectation. Ils furent loin d'arrêter toujours les accidents. J'ai cru remarquer une plus grande efficacité dans les lavements de décoction de pavôts.

Dans un cas très-grave, chez une malade convalescente encore d'une fièvre typhoïde légère, j'ai pu arrêter les accidents au moyen de la créosote et du laudanum en potion. (Numéro **33**.)

En résumé, sur **73** cas de cholérine, **9** furent suivis de choléra et sur ces neuf, **4** furent guéris. Je crois avoir prouvé que dans les cinq cas suivis de mort, le traitement actif précédemment employé ne peut-être accusé d'avoir déterminé ni préparé ce malheur.

L'expectation convient rarement. Aidée de l'usage de lavements laudanisés et amylacés, elle peut suffire dans les cas peu graves. Mais la guérison par ce moyen se fait toujours attendre plusieurs jours.

Le purgatif seul m'a paru suffire dans les cas de cholérine diarrhéique sans complication gastrique. Il est bien indiqué encore dans la constipation qui succède à d'autres moyens. L'usage du purgatif n'est suivi d'aucun accident fâcheux qui puisse lui être imputé.

L'ipéca seul est un excellent moyen de couper court aux accidents gastro-intestinaux de la cholérine. Son usage est moins sûr que la poudre d'ipéca et d'émétique. Il faut ne pas craindre de l'administrer deux jours de suite, pour peu que la guérison soit douteuse. On ne doit pas regarder son malade comme guéri, si les vomissements restent cholériques et si les selles, au moins les dernières, ne sont pas bilieuses.

La poudre vomi-purgative, composée de ipéca **1**

gramme, émétique 0. 10 centigrammes, est le médicament qui m'a rendu les plus grands et les plus nombreux services. Du détail des observations, il résulte que pas une fois sur les cinquante cas où je l'ai administrée, elle n'a été suivi d'accidents qui lui soient imputables. Il ne m'est même pas bien prouvé qu'une seule fois elle ait été insuffisante.

Quelques allégations contraires ont été faites au milieu des populations qui réclament habituellement mes soins. Ces allégations ont rendu ma pratique difficile et désolé mon dévouement. Je devais à la confiance dont j'ai besoin pour être utile à la société de révéler tous les faits dans leur nudité réelle.

ARTICLE 3ᵐᵉ.

Choléra.

J'ai observé à Voncq complètement **44** cas de de choléra qui se répartissent comme suit :

Ages.	Hommes.	Femmes.	Enfants.
De la naissance à 4 ans inclus.	»	»	3
De 10 à 14 ans,	»	»	2
De 15 à 24,	2	4	»
De 25 à 34,	7	9	»
De 35 à 44,	3	3	»
De 45 à 59,	2	6	»
De 60 à 75,	2	1	»

En dehors de mon observation personnelle, je puis aussi compter 44 cas de choléra ainsi répartis :

Ages.	Hommes.	Femmes.	Enfants.
De la naissance à 4 ans inclus.	»	»	5
De 5 à 9 ans,	»	»	3
De 15 à 24,	»	3	»
De 25 à 34,	5	1	»
De 35 à 44,	1	6	»
De 45 à 59,	6	4	»
De 60 à 75,	4	6	»

3.

Sur les 44 cholériques de mon observation, une seule me paraît avoir été atteinte subitement sans cholérine préalable. Sa lutte avec le mal ne fut pas longue : en moins de six heures elle était morte. Peut-être donc, une seule fois sur 44, la cholérine prémonitoire eût manqué. Mon expérience concorde avec les faits publiés partout à ce sujet, et je ne puis qu'appuyer hautement les principes savamment soutenus dans l'Union Médicale.

Je ferai seulement une remarque à ce sujet : c'est que la diarrhée regardée seule comme prémonitoire du choléra, n'a pas seule cette signification utile et positive; la forme d'embarras gastro-intestinal que j'ai décrite en son lieu est déjà un signe prémonitoire d'une grande importance, même quand cet état n'est accompagné ni de vomissements, ni de diarrhée. Cet embarras gastro-intestinal est sans doute plutôt prémonitoire de la vraie cholérine que du choléra, cependant je l'ai vu plusieurs fois être suivi du choléra d'emblée. On comprend toute l'importance de cette observation au point de vue du traitement.

Je n'ai pas trouvé qu'aucun tempérament fut exempt de l'influence épidémique. Les tempéraments méritent seulement considération aux points de vue du pronostic et du traitement.

Quant aux maladies habituelles auxquelles les cholériques peuvent être sujets, celles-là surtout qui ont pour siège le tube digestif et les organes respiratoires sont le plus à craindre. Je crois pourtant que la considération de cet ordre de causes prédisposantes a surtout de l'importance au sujet du traitement et du pronostic.

Je ne puis rien dire au sujet des positions sociales qui puisse ressortir des faits qui se sont passés à Voncq. Il y a en effet trop peu de différences entre les diverses classes des habitants de ce pays.

Il ressort des tableaux statistiques que j'ai dressés que les personnes adultes de 25 à 35 ans, du moins à Voncq, portent en elles une prédisposition spéciale à contracter l'affection cholérique à tous ses degrés. En effet, en négligeant tous les cas peu graves pour lesquels aucun médecin n'a été appelé, et ne tenant compte que de ceux dont j'ai été témoin, il résulte que *les hommes de 25 à 35 ans* ont été atteints à Voncq dans le rapport de 1 : 6 sur la totalité des habitants de cet âge, et que les *femmes* ont été atteintes dans le rapport de 1 : 7 ; tandis que pour les autres âges réunis, le rapport est de 1 : 18 pour les hommes et d'à peu près 1 : 10 pour les femmes.

Divisant les enfants en deux catégories : ceux de la naissance à quatre ans, et ceux de cinq à quatorze inclusivement, et calculant sur le nombre total des enfants à Voncq, à l'époque du choléra, on trouve que ceux de la première catégorie ont été atteints dans le rapport de 1 : 4 et ceux de la seconde catégorie dans le rapport de 1 : 19. (Ce fait me paraît grave contre l'opinion de M. Hervieux ; cependant, même en mettant à côté les faits que je n'ai pas observés, le rapport quoique plus faible n'existe pas moins dans le même sens.

Les enfants de 5 à 14 ans, jouissent donc d'une certaine immunité. A quoi devraient-ils ce privilège ? si ce n'est à l'heureuse insensibilité morale de cet âge ; à l'activité vitale surabondante dont ils jouissent ; au jeu actif des organes éliminateurs prédominants chez eux ; enfin à cette *vis insista* mal définie mais certainement existante, en vertu de laquelle l'accroissement se fait chez eux avec la plus grande énergie. Ces considérations suffiraient pour faire croire à la nature asthénique et essentiellement déprimante du choléra. Les enfants peuvent perdre beaucoup et ils ont bientôt réparé. Le système nerveux, plus actif, lutte en eux plus efficacement et entretient le jeu synergique des forces de l'état du sain. Les maladies éruptives qui sont l'apanage de l'enfance sont en effet sthéniques au plus haut point : c'est là ce qui explique corrélativement leur fréquence et leurs dangers. Aussi les considérations idiosyncrasiques générales à l'enfance, citées plus haut comme favorables à la préservation cholérique, ne reçoivent aucun démenti des considérations tirées de la prédominance des autres manifestations épidémiques dans ce même âge.

Si comme nous le verrons plus bas, le choléra est plus meurtrier chez les femmes que chez les hommes, il n'en est pas moins vrai que la différence est presque nulle entre les deux sexes considérés comme cause prédisposante dans l'épidémie cholérique. Les actes sexuels qui sont si influents au point de vue étiologique dans la pathologie de la femme ne m'ont paru être d'aucune importance devant le choléra. Ni l'absence des règles, ni la menstruation régulièrement établie, ni la ménopause, ni leur écoulement actuel, ni leur intervalle, ni leur abondance, ni la viduité, ni la grossesse ne m'ont paru avoir de relation remarquable avec le choléra, soit pour prédisposer davantage à le contracter, soit pour lui donner plus ou moins d'intensité.

Le chiffre des cholérines est plus considérable chez les hommes que chez les femmes. Cette appa rence de contradiction entre les résultats statistiques de l'embarras gastro-intestinal et du choléra réunis, et ceux de la cholérine est due à ce que : 1° bien des hommes attendaient pour se plaindre à moi qu'ils eussent complètement la cholérine, tandis que les femmes se plaignaient plus tôt ; 2° à ce que des accidents de déjections cholériques très-intenses pouvaient rester à l'état de cholérine chez les hommes, tandis que les mêmes accidents eussent déterminé chez les femmes les symptômes du choléra. Aussi plusieurs cas de cholérine très-graves observés chez des hommes eussent-ils été aussi bien placés au rang des cas de choléra.

Les affections morales dépressives me paraissent jouer un grand rôle dans l'épidémie cholérique, soit comme causes prédisposantes, soit comme causes déterminantes. — La peur, et ici je ne veux pas parler seulement de cette horreur subite que cause un accident imprévu, frappant fortement par les sens sur l'imagination ; mais encore de cette crainte lente mais continue qu'engendre une préoccupation de danger plus ou moins raisonnée. Cette affectation de l'âme prédispose certainement au choléra, à tous ses degrés. Je pourrais citer de ce fait bien des exemples. La crainte continue et sans rémissions, quel que soit son objet, ralentit les mouvements respiratoires de la poitrine, congestionne le système circulatoire dans tous les parenchymes, trouble le rythme des battements du cœur, fatigue cet organe et altère l'hématose. Ces phénomènes fonctionnels ont des relations tellement directes avec les rouages de la vie, qu'il ne me répugne aucunement d'admettre la peur comme cause prédisposante du choléra. — Les chagrins agissent dans le même sens que la peur.

J'ai vu une fois la colère déterminer un choléra mortel chez une femme prédisposée par des chagrins profonds.

Au sujet de la contagion, j'ai certainement observé plusieurs cas successifs de choléra chez des personnes qui vivaient ensemble; mais s'il est vrai que, dans ces cas, un contagionniste puisse voir des faits favorables à son opinion ; il n'est pas moins vrai aussi qu'un anticontagionniste ne serait pas embarrassé pour enlever à de pareils faits cette signification d'emprunt. — Dans mon opinion, ce n'est pas le choléra qui est épidémique, puisqu'il a des causes individuelles appréciables, c'est l'embarras gastro-intestinal qui a ce caractère, et personne ne s'est jamais imaginé qu'il fut contagieux ; il est tout bonnement épidémique.

Maintenant que j'ai parlé des causes au point de vue général; je vais aborder l'étiologie en ce qu'elle a de spécial au village de Voncq.

Voncq est un village de mille habitants, ou à peu près. Le choléra a fait 68 victimes dans l'épidémie de cette année 1854 ; 20 victimes signalèrent son passage en 1849; enfin en 1833, 70 victimes avaient déjà payé leur tribut à ce fléau. Des suettes de toutes gravités furent en grand nombre dans chaque épidémie.

A côté de Voncq, c'est-à-dire à une ou deux lieues, se trouvent au contraire des villages complètement préservés dans chacune des épidémies dont j'ai parlé. Il faut bien qu'il y ait quelques causes locales à Voncq capables d'expliquer les ravages successifs du choléra dans ce pays.

Tourteron et les Alleux, que je citerai en particulier, comme indemnes de tout décès cholérique, représentent une population à peu près égale à celle de Voncq. Les occupations et la manière de vivre dans ces localités sont à peu près les mêmes; ce sont les mêmes maladies sporadiques; à peu près les mêmes endémies; pourquoi y aurait-il une si grande différence à l'égard de l'épidémie cholérique. Ce n'est certainement pas que la cause épidémique ait manqué d'agir à Tourteron et aux Alleux comme à Voncq et à peu près aussi longtemps. Dans les mois de juillet et août, bien des personnes furent aussi affectées d'embarras gastro-intestinal cholérique. Mais ce qui sépare complètement ces deux localités, c'est la gravité de l'épidémie. Or c'est précisément dans un certain nombre de mauvaises conditions hygiéniques spéciales à Voncq que je crois trouver la cause de l'intensité du choléra dans ce pays.

Qu'on ne se méprenne donc pas sur les idées étiologiques que je vais émettre. Je donne les faits de mauvaise hygiène non comme cause intime du choléra, mais comme causes prédisposantes et aggravantes, seules capables de donner plus de gravité à l'affection cholérique, plus d'intensité et de durée à l'épidémie.

Le village de Voncq est bâti au sommet d'une montagne qui domine dix lieues de la vallée de l'Aisne. Les flancs de la montagne sont couverts de vignes à l'Ouest, au Sud et à l'Est. Au Nord et au delà des vignes vers l'Est, à deux kilomètres du village, les bois d'une forêt qui se relie avec le reste des Ardennes viennent former comme le fond d'un tableau sur lequel Voncq se détache agréablement. On ne peut nier que cette situation sur une montagne rapprochée des bois, et environnée de vallées où s'écoulent des cours d'eau rapides ne soit une position favorable à la santé.

Cependant, à toutes les épidémies, Voncq est cruellement flagellé. Cela tient à d'autres causes que la situation sur un lieu élevé ne peut compenser.

Au premier rang, je place la nature du sol jointe à l'insalubrité des rues.

Voncq est bâti sur une montagne de gaizes (grès vert) ou craie Tuffau, à peine recouvertes dans certains endroits de quelques décimètres de terre arable. Ces terres sont tendres, facilement imprégnées de toute espèce de liquides et composées de blocs extrêmement divisés et séparés dans toute l'épaisseur des bancs par des fissures multipliées à l'infini et dans toutes les directions.

Sur ce terrain voyez un village dont toutes les habitations se touchent sans aucun de ces intervalles que dans la campagne on emploie généralement soit comme jardin, soit comme cour. Et au milieu de chaque rue, à deux mètres tout au plus de l'entrée de chaque maison, voyez un large fossé, profond, toujours rempli de fumiers, où viennent croupir le purin, les eaux de pluies et les eaux ménagères, fumiers qui pourrissent là depuis des vingtaines, des trentaines d'années : vous avez l'idée d'une des 5 ou 6 rues de Voncq.

Qu'arrive-t-il comme conséquence directe et positive d'un tel état de choses ? C'est que les bancs de gaizes sous-jacents sont baignés des égoûts de ces fumiers en décomposition ; ces égoûts vont ainsi de proche en proche par les fissures dont j'ai parlé jusques dans les puits où les habitants vont chercher leur eau. Aussi généralement les eaux de

Voncq sont d'un vert foncé, chargées de gaize en suspension moléculaire, lourdes à digérer, désagréables au goût et à l'odorat.

Je n'invente rien, j'énonce des faits que je prouverai par l'analyse chimique aussitôt que le temps me le permettra et que dès aujourd'hui, je peux prouver par l'observation directe. — Dans plusieurs puits, des maçons descendus pour des réparations ont vu des filets d'eau sale et malodorante descencendre le long des parois après les moindres pluies. — M. Léon Robert faisait un jour creuser un puits pour une glacière ; le puits creusé, il fallut percer un aqueduc qui entraînât les eaux de fonte des glaces. Tout à coup les ouvriers sentent une odeur insupportable et un coup de pioche donne issue par la voûte de cet aqueduc à une quantité considérable d'eau noire et putréfiée.

Réfléchissons maintenant, à ce que peut produire cet état de choses en plein été quand les eaux n'entraînent pas directement les égoûts dans les puits du village. La gaize reste imprégnée; des fissures, des enfoncements conservent des liquides, quelquefois à peu de profondeur ; d'un autre côté, la montagne dont toutes les pentes sont rapides est chauffée par le soleil dans tout son pourtour et sur le plateau qui la couronne : peut-on trouver des conditions plus capables de déterminer une fermentation putride incessante et par conséquent des exhalaisons de même nature.

Il n'en faudrait pas davantage pour expliquer les endémies typhoïdes et l'intensité des épidémies qui règnent à Voncq. Mais je n'ai pas tout révélé encore à la sollicitude de l'autorité.

Les habitations se partagent en trois catégories

au point de vue de la salubrité. Entrons un peu dans les habitations du vigneron ; voyons les deux cinquièmes des domiciles du village, ceux de la première catégorie.

Sur la rue dont je viens de décrire l'ignoble insalubrité se trouve une place souvent plus basse que le sol, élevée de 7 à 8 pieds, quelquefois de moins encore, jusqu'au premier plancher. Une fenêtre à petits carreaux qu'on n'ouvre jamais. Une porte double qui prend encore de l'espace dans cet étroit réduit. Dans un coin, un évier sous lequel aigrissent de plus en plus les petits laits déjà aigres avec lesquels on nourrit un ou plusieurs cochons. Au fond de cette place, une alcôve encadrée d'une boiserie armée de rideaux qui semblent inventés pour empêcher tout renouvellement de l'air. Telle est la pièce la plus salubre du logis, celle qui sert de cuisine, de salle à manger, de salle de réception, de chambre à coucher, celle où se trouvent réunis les meubles du ménage.

Après cette cuisine se trouve une place noire. On pourrait y voir l'entrée de la cave, les cuves et les tonneaux vides ou pleins comme au moment de la vendange ; les bottes de chanvre vert ou sec qui attendent le rouissage ou le broiement ; les bottes de haricots verts ou secs ; l'herbe qui doit nourrir les bestiaux pendant un jour, et enfin les potées de pommes de terre ou de grains cuits. Voilà la chambre à coucher des enfants.

Cette place est intermédiaire entre la cuisine et la place du fond qui me reste à décrire. Cette troisième pièce qui est souvent dominée de tout ou grande partie de sa hauteur par un jardin mal cultivé, a, quand on peut, deux ouvertures : une petite fenêtre et une porte mal jointe. Les habitants de ce séjour sont la vache et son veau, ou la chèvre économique; un ou deux porcs, et quelquefois des lapins et des poules. Tous ces animaux font du fumier qui pour gagner la rue doit passer par la place noire et par la cuisine. L'autorité n'a-t-elle rien à faire contre tant de causes d'insalubrité réunies? Ne semble-t-il pas que le vigneron se soit attaché à prouver qu'il est possible de ne pas mourir malgré toutes les causes de destruction? Je proposerai plus loin un moyen de remédier à tous ces abus.

_ Les deux autres cinquièmes sont à peu près dans les mêmes conditions que les deux précédents; c'est la deuxième catégorie d'habitations. Ici, les 3 places d'enfoncement existent encore; seulement les animaux ne se trouvent plus au fond; ils sont sur le côté de l'habitation de l'homme, mais les écuries s'en trouvent tout au plus séparées par un corridor.

La troisième catégorie, qui n'est pas la plus nombreuse est composée des habitations vraiment salubres.

Il est remarquable que les ravages du choléra ont été le plus considérables dans les rues où ces causes d'insalubrité sont le plus intenses.

Passons maintenant à un autre ordre de causes propres au village de Voncq : les excès de travail et l'abus habituel des alcooliques.

Je ne connais pas de village où l'on travaille autant qu'à Voncq. A partir du mois de mars, il n'y a plus de nuit pour le vigneron. La lune remplace le soleil pour l'éclairer dans ses vignes. Il prend sa nourriture de toute la journée dans son carnier, et à deux heures du matin sa tâche est commencée. Les vignes n'occupent pas seules l'habitant de

Voncq ; il cultive à la bêche son jardin, ses chène-
vières et ses vergers ; il fait moisson chez les riches
propriétaires ou fermiers de la vallée ; il fauche les
récoltes de la prairie ; il coupe et façonne l'oseraie ;
enfin il est son propre tonnelier et fait ses récoltes
de fruits. L'hiver seulement donne quelque relâche
à ses travaux.

Le choléra vint cette année nous surprendre au
milieu de la moisson. Les travaux excessifs de cette
époque, l'abus de l'eau ou de la piquette ne furent
certainement pas sans influence sur les ravages de
l'épidémie. Plusieurs hommes furent ramenés des
champs complètement cyanosés.

Un défaut commun aux deux sexes, c'est l'abus
habituel de l'eau-de-vie. Un préjugé malheureux
règne dans les pays vignobles, c'est que l'eau-de-
vie donne des forces et chasse le mauvais air. Aussi
ne s'en fit-on pas faute. Je connais telles maisons
du village où l'on but plus d'un hectolitre d'eau-de-
vie pendant le règne de l'épidémie.

Enfin la cause qui m'a paru la plus générale à
l'égard du choléra confirmé, c'est la cholérine né-
gligée ou traitée seulement par quelques lavements
amylacés ou laudanisés. Dans le cours d'une cholérine, le dernier repas du jour fait un peu tard a
presque toujours été cause d'indigestion la nuit et
du choléra aussitôt après. Bien des cas de choléra
qui ont débuté la nuit ont toujours eu pour cause
déterminante une indigestion déterminée par le
dernier repas du soir, chez des sujets atteints de
cholérine ou de suette.

Le choléra confirmé était grave dans l'épidémie
dernière surtout par la rapidité de sa marche. Les

crampes en général étaient cependant peu intenses ; il y eut même des cas rapidement mortels où il n'y eut aucune crampe.

Les tempéraments bilioso-nerveux ou bilioso-sanguins m'ont paru être les moins avantageux dans la lutte contre le choléra confirmé, quelle que fût la médication employée. Les tempéraments lymphatiques ou lymphatico-sanguins m'ont paru être les plus favorables au succès de toute espèce de médications. C'est sans doute à la grande quantité des liquides de l'économie que ces derniers tempéraments doivent cet avantage.

La longue durée des déjections loin d'être un signe de pronostic grave, était pour moi un signe d'espérance. On sait que chez tous les cholériques, il arrive un moment où les déjections cessent. Lorsque cet arrêt dans les déjections avait lieu spontanément peu de temps après le début du choléra, la mort était certaine et dans un avenir peu éloigné.

Meurtrier chez les petits enfants, le choléra a été aussi plus meurtrier chez les femmes que chez les hommes. En effet, tenant compte de la totalité des cas de choléra développés à Voncq, on trouve qu'il est mort 11 hommes sur 16 et 11 femmes sur 14. Ne tenant compte que des cas que j'ai traités, je trouve qu'il est mort un peu moins de moitié des hommes, un peu plus de moitié des femmes, savoir : 1 sur 2, 29 hommes, 1 sur 1, 77 femmes.

De toutes les causes qui font varier le pronostic, la plus importante, c'est le mode de traitement employé, et le moment d'application de ce traitement. Après l'emploi des stimulants et des stupéfiants, la réaction est typhoïde et la convalescence longue et dangereuse. Après l'eau froide en abondance ou la glace, la convalescence est franche mais généralement lente et pénible, les fonctions gastro-intestinales se rétablissent difficilement. Après l'emploi du sel marin seul ou uni à la glace, la convalescence est franche, rapide et permet une alimentation substantielle pour ainsi dire dès le surlendemain.

Le choléra, naturellement, est plus grave chez les personnes affaiblies par une maladie chronique ou par une maladie aiguë récente, qu'il ne l'est chez les personnes atteintes en plein état de bonne santé.

Une seule personne, il est vrai, d'un tempérament bilieux très-prononcé, m'a paru avoir été atteinte du choléra sans cholérine préalable. Chez cette personne le choléra fut d'une gravité vraiment exceptionnelle.

La marche du choléra dans cette épidémie a toujours été rapide. La durée moyenne des cas mortels a été de 12 à 24 heures. Dans les cas qui guérirent, la marche et la durée des accidents ne me paraissent susceptibles d'aucune généralisation utile. Les circonstances d'âge, de sexe, de bonne santé habituelle, du traitement employé soit dans la cholérine prémonitoire, soit dans le choléra lui-même, empêchent de tirer aucune conclusion générale.

J'ai observé plusieurs des formes de convalescence décrites par M. Magendie. Dans les cas très-graves traités trop tard ou incomplètement, il n'y eut pas de réaction véritable. L'émétique et l'ipéca donnés dès le début amenèrent toujours une réaction sudorale franche et sans accidents subséquents. L'eau salée et la glace données ensemble amenèrent toujours une réaction franche et très-rapide. Après l'emploi des stimulants ou des stupéfiants, la réaction fut nulle le plus souvent, ou bien typhoïde avec adynamie ou coma, avec jactitation dans plusieurs cas, ou enfin avec parotide et épistaxis et toujours snivie de mort.

Une fois, chez une femme atteinte d'une habitude hystérique, laquelle s'était soumise à une abstinence exagérée de liquides et de solides, la réaction fut fibrillaire ou palpitante. Cette réaction ne prit pas immédiatement ce caractère. Ces phénomènes de palpitations musculaires très-remarquables ne se déclarèrent qu'au bout de quelques jours de convalescence et leur début eut pour cause un rêve effrayant que fit la malade.

Nous sommes obligés tous d'avouer que le traitement curatif du choléra confirmé est très-chanceux ou même le plus souvent suivi d'insuccès. D'un autre côté les faits de ma pratique aussi bien que les résultats de l'observation publiés en France et à l'étranger, nous obligent à croire que toujours (*parum pro nihilo reputatur*) le choléra est précédé d'une période morbide prémonitoire contre laquelle l'art est très-puissant. Nous devons donc nous attacher à cette partie du traitement prophylactique. J'ai donné plus haut mes preuves et mes conclusions.

Il me reste à parler ici des mesures d'hygiène publique réclamées par une nouvelle invasion de l'épidémie cholérique.

La salubrité du village de Voncq exigerait :

1° Que les fosses à fumier fussent comblées;

2° Que des rigolles toujours libres portassent

promptement à la rivière les eaux pluviales et les eaux ménagères;

3° Qu'après un certain temps d'épreuve, sous l'influence de ces améliorations, les puits définitivement mauvais fussent condamnés et bouchés.

Il faudrait que l'autorité municipale prêtât la main à des visites domiciliaires et que des conseils hygiéniques fussent donnés en cas de besoin.

J'ai demandé à faire ces visites préventives ; le maire s'y refusa par excès de prudence. Je dus me contenter de donner quelques avis publics à l'école où la population avait été priée de s'assembler. Pourquoi mes avis ont-ils été si négligés ? Je tâcherai d'en donner la raison tout à l'heure.

J'avais tâché de faire bien comprendre que le choléra ne devait pas effrayer : 1° parce que l'on était toujours prévenu d'avance de son invasion; 2° parce que les accidents prémonitoires, dont je donnais la description étaient faciles à guérir ; 3° parce que enfin le choléra lui-même pouvait être guéri. On me quitta confiant et plein d'espoir. Mais hélas ces heureuses dispositions furent de courte durée ! Qu'est-ce donc qui empêche, en général et non seulement à Voncq, les populations d'accepter les propositions que je viens d'émettre ?

Les obstacles viennent : des autorités civiles qui craignent de se compromettre en faisant une salutaire violence à l'incurie ou aux préjugés, ou qui par insouciance laissent passer le torrent en se retranchant derrière un prétexte.

Des médecins eux-mêmes qui refusent de voir la corrélation de la cholérine dans ses deux formes avec le choléra confirmé ;

Des médecins voisins qui s'interposent : 1° par leurs doctrines publiquement avouées ou implicitement publiées et contraires à l'opinion ci-dessus ; 2° par leurs avis sollicités, ou par des paroles légères, ou même par un silence coupable ; 3° par l'envoi intempestif de consultations écrites, abandonnées aux mains des ignorants, ou même par des médicaments remis de leur part à des gens ineptes ou intéressés qui les distribuent.

Les obtacles viennent aussi des cliens : qui n'ont pas confiance, souvent pour les causes ci-dessus. — Qui s'expliquent leurs malaises par les causes ordinaires et attendent. — Qui calculent ce que leur coutera la visite du médecin. — Qui comptent sur des moyens impuissants ou mal administrés. — Qui préfèrent leur besogne à leur santé. — Qui refusent de se soumettre aux prescriptions de l'hygiène.

Les obstacles viennent encore des personnes notables : qui croient trop facilement à des journaux incompétents. — Qui jugent bon pour tous ce qui est bon pour eux ou ce qui leur est donné comme tel par leur homme de confiance. — Qui prônent et distribuent sans discernement des médicaments dont le moindre inconvénient serait de faire perdre un temps précieux.

Les obstacles enfin viennent du manque d'organisation médicale dans les campagnes.

Si ma voix pouvait avoir un peu d'écho, je crois que je pourrais proposer un mode d'organisation médicale capable de répondre aux besoins des campagnes, au grand avantage de l'État tout entier. Sans vouloir même innover, une société médicale d'arrondissement écarterait bien des obstacles que je viens d'énumérer. Je ne puis malheureusement émettre qu'un souhait.

Quant à l'insalubrité des habitations, ne pourrait-on pas accepter un plan et prendre un arrêté qui empêcherait le rétablissement ou l'entretien des maisons insalubres? Bien des vignerons sont en location de maisons, ne trouverons-nous pas un homme riche et charitable qui fasse construire des habitations plus salubres et plus commodes et qui les loue aux ouvriers, en même temps qu'elles serviraient de modèle pour les nouvelles constructions libres? Espérons.

Cependant malgré toute prophylaxie, bien souvent le mal nous dépasse; il faut secourir à tout prix le malade; quelle espèce de traitement devons-nous préférer?

Avant de répondre à cette question du traitement curatif, jetons un coup d'œil sur la nature de la cause du choléra; étudions sa pathogénie et voyons si nous devons nous-mêmes déclarer la déchéance de l'art, ainsi que le public se plait à le faire, au grand détriment de sa confiance et de nos succès.

Et d'abord, je reprocherai leur conduite à tous ces médecins qui n'ont pas d'opinion raisonnée et moralement certaine, ainsi qu'à ces personnes étrangères à l'art qui tous manquant de confiance dans la médecine, acceptent pour le traitement du choléra un autre critérium d'indications que l'instinct du malade. Ces Messieurs attaquent les personnes convaincues en leur reprochant de faire des théories. Ils n'acceptent que les faits et ne veulent par en sortir dans la crainte, disent-ils, de s'égarer.

Les théories sont tellement dans la nature que

ceux-là même en ont qui nous reprochent d'en
avoir. Il faut, sans doute, recueillir des faits, mais
apparemment ce n'est pas pour apprendre à compter; c'est pour en tirer des lois. Or les lois s'entrai-
dent ou s'embarrassent, se concilient ou se contre-
disent, se séparent ou s'enchaînent, s'excluent ou
se coordonnent, et de là un ordre logique qui les
classifie; de là des conséquences et des corollaires,
de là la science; de là la théorie.

Un fait se présente; il a ses semblables ou ses
analogues; malgré, bon gré votre esprit va lui faire
sa place dans le domaine de telle loi, en dehors de
telle autre; et si vous avez un jugement, quelque
complexe qu'il soit, à porter sur ce fait; loin de je-
ter pile ou face et de donner tout au hasard, vous
raisonnerez d'abord, vous agirez ensuite et votre
pratique sera basée sur votre théorie. En médecine
vous devez vous soumettre aveuglément aux ins-
tincts du malade; ou bien vous aurez beau rejeter
les théories, la pratique vous y ramènera toujours.
Si votre empirisme n'a point de base raisonnée, de
quel droit me présentez-vous un poison? Vous me
direz peut-être encore que vous vous en rapportez
à l'autorité de plus habiles que vous. Mais là encore
je vous trouve en défaut, car enfin en médecine nous
ne reconnaissons l'infaillibilité à personne, et pour
opter entre tel et tel homme, entre Paris et Mont-
peiller, entre l'homæopathie et l'allopathie, où trou-
verez-vous sinon en vous-même et dans votre
science les motifs de votre détermination. A moins
que vous ne fassiez de la vérité scientifique une
chose qui se décide par une boule rouge ou par une
boule blanche, en un mot par un vote de majorité.

Pourquoi les théories sont-elles si souvent mauvaises? C'est qu'elles sont uniquement basées sur

un seul genre de faits. La bonne théorie est celle qui rend compte de tous les faits. Pour le choléra, la bonne théorie sera celle pui permettra sans tiraillement forcé d'expliquer les cas de guérisons obtenues par tous les moyens employés ; celle qui rendra compte de tous les échecs éprouvés. Or je crois la théorie qui suit, capable d'expliquer toutes les médications et de faire justice à chacune dans les bornes de leurs droits respectifs.

On nous dit nécessairement impuissants contre le choléra parce que nous en ignorons la cause intime. A ce compte, nous devrions rester inactifs contre toutes les maladies épidémiques ou endémiques, dans lesquelles, cependant, personne ne nous refuse une intervention favorable et légitime. Néanmoins, connaissons-nous mieux la cause intime du Typhus, celle de la Fièvre typhoïde, de la Pellagre, du Goître, des Fièvres éruptives, des Scrofules, des Tubercules, des Dartres, etc., etc.

Je suis loin de nier combien il serait avantageux que nous connussions la cause intime du choléra. Car cette connaissance nous révèlerait immédiatement quelque substance capable d'annihiler cette cause ; on peut du moins l'espérer. Cette connaissance aurait donc les résultats les plus avantageux au point de vue prophylactique. Mais sitôt que la cause cholérique serait entrée dans le corps de l'homme est-il bien certain que nous serions plus avancés qu'aujourd'hui pour guérir nos malades ? Nous en savons assez pour nous rendre compte de notre thérapeutique et choisir une médication rationnelle. Sachons profiter de tout ce qui nous est révélé.

Le choléra ou génie cholérique est un poison miasmatique, probablement gazeux, d'origine atmosphérique ou terrestre, agissant par sa nature. d'une manière identique et spéciale sur tous les hommes, et sur chaque homme avec une intensité particulière, selon ses doses absorbées et selon la diversité des idiosyncrasies et des conditions hygiéniques.

Le mode d'agir de ce poison consiste dans une adultération de nature inconnue du sang par suite de laquelle se produisent dans tous les organes mais surtout vers les organes abdominaux, des accidents de ramollissement et des pertes de liquides dont l'intensité varie soit avec les doses absorbées, soit avec les conditions de résistance des individus.

Qu'on ne prenne pas ce qui précède comme la base et le point de départ de l'exposé théorique qui suit; c'est au contraire le résultat synthétique des idées et des faits que je vais émettre.

Si maintenant en dehors d'une connaissance positive et complète, il est permis de juger de la nature inconnue d'un fait par la nature connue de faits analogues, la proposition que j'ai émise plus haut est admissible devant la sévérité de la raison. En effet, tout dans le choléra indique un empoisonnement primitif du liquide sanguin.

Le système nerveux ne pourrait-être directement atteint que par quelque fluide impondérable ou par quelque passion de l'âme. Mais si l'on réfléchit à cette vérité que l'effet vraiment épidémique du choléra, c'est-à-dire l'embarras gastro-intestinal du début a le plus souvent assez peu de gravité, que sa durée est continue, progressive et quelquefois assez longue, et qu'enfin aucun contact, aucun changement de lieu n'arrête subitement son cours. Si contre les passions de l'âme invoquées comme

causes agissant directement sur le système nerveux
et présumées coupables de la production du choléra, ont fait cette remarque vraie et convaincante
que le choléra se développe chez les idiots et les
enfants, chez les animaux eux-mêmes ; il deviendra
évident pour tout le monde que la cause cholérique
agit primitivement sur le sang et que la lésion du
système nerveux ne vient qu'après, si même elle
existe réellement. Car sans recourir à aucune influence nerveuse anormale, il suffit pour comprendre
dre tous les accidents du choléra d'admettre une
altération du plasma du sang dans ses éléments essentiels : la fibrine et l'albunine ; altération en vertu
de laquelle ces éléments perdraient tout ou partie
de leur coagulabilité et par conséquent passeraient
sans résistance à travers les muqueuses du canal
digestif et les autres membranes sans y rencontrer
les obstacles naturels qu'ils trouvent dans leurs
conditions de santé. Notez que la même cause agi-
rait dans le même sens sur les éléments des tissus
déjà formés et que le ramollissement des membranes viendrait donner plus de force à l'altération
même du plasma du sang.

Du reste, je suis loin de nier toute intervention
nerveuse dans les accidents du choléra. Le contact
du système nerveux avec le sang altéré primitivement ; et plus tard les rapports des centres nerveux
avec le sang altéré secondairement ; tout cela agit
évidemment et nous rend compte d'une partie des
symptômes produits par le choléra.

La localisation des accidents phlegmorrhagiques
dans l'intestin a une cause déterminante facile à
saisir : la lenteur de la circulation veineuse abdominale. Au reste, il serait faux de croire que les
pertes de liquides ne se font que par la muqueuse

intestinale : les sueurs visqueuses de la peau ; les dépots fibro-muqueux que l'on rencontre quelquefois sur le globe oculaire, sur les séreuses et les muqueuses autres que celles du tube digestif ; l'aspect poisseux du tissu cellulaire et des muscles ; la perte d'élasticité des tissus et en particulier du tissu pulmonaire ; tout cela a certainement le même cachet que le flux intestinal et la même cause déterminante, c'est-à-dire l'altération du plasma du sang et par suite le ramollissement et le commencement de dissolution de tous les tissus déjà formés.

Entrons au reste plus profondément dans l'ordre de succession et probablement de causalité de saccidents cholériques. Négligeant les pertes de liquides qui ont lieu par les autres voies ; partons de ce fait initiel : exsudation du plasma du sang à travers les capillaires artériels du tube digestif, ramollis eux-mêmes nécessairement par la même cause, la cause cholérique.

Ce fait admis, il me semble que nous possédons la clef de tous les phénomènes morbides propres aux manifestations cholériques, depuis les plus légères jusques aux plus intenses.

En effet, l'exsudation plastique d'abord lente, permet la coagulation de la fibrine sur les parois intestinales : premier effet qui nous explique l'origine de ce dépôt plus ou moins plastique rencontré par tous les observateurs sur la langue, dans l'estomac et dans les intestins. Cette perte progressive produit sur le système nerveux et sur la nutrition de tous les tissus un effet adynamique de plus en plus prononcé, caractérisé par les symptômes suivants : — *Lassitudes spontanées.* — *Sueurs faciles.* — *Anxiétés.* — *Palpitations.* — *Eblouissements.* — *Tintouins.* — *Aberrations des sens.* — *Diarrhée bilieuse avec coliques. — Selles noirâtres. —* En ce moment, la veine porte a encore assez d'activité circulatoire, les sécrétions hépatique et rénale s'exécutent encore quoique plus lentes ; l'excrétion des produits de ces glandes n'est pas encore arrêtée ; cependant ces sécrétions sont en désordre, la bile subit par l'absorption un travail de concentration qui la rend plus colorée et plus irritante : aussi les selles sont noires et s'accompagnent de coliques.

Ces premiers phénomènes devenant causes à leur tour, la situation s'aggrave de plus en plus. Le dépôt plastique doublant la muqueuse d'une couche amorphe, non vasculaire, empêche d'autant plus l'absorption qu'il a plus d'épaisseur puisqu'il s'interpose entre les radicules veineuses et les liquides à absorber. Tout à l'heure, ce dépôt fibro-muqueux produisait l'inappétence et la dyspepsie ; à ce degré plus avancé, il devient cause active d'indigestion surtout lorsque le repas est suivi de près du repos au lit. Cependant le contact de cette couche détermine par un mouvement réflexe des contractions intestinales et gastriques incessantes qui compriment les capillaires artériels de la muqueuse, augmentent encore l'exsudation et décollent le dépôt précédemment fait. En ce moment, les selles aqueuses contiennent des flocons fibro-albumineux ; enfin, en même temps, la vis a tergo diminuant d'impulsion dans les radicules veineuses, le sang circule de moins en moins activement dans le système veineux abdominal ; le défaut d'absorption augmenté encore la stase sanguine dans les veines de ce système. Dès lors se caractérisent comme conséquences les symptômes suivants : — *Borborygmes. — Migrations de liquides. — Nausées. — Coliques légères. — Chaleur le long du rachis. — Diarrhée et quelquefois vomissements riziformes. — Anxiété*

*épigastrique. — Affaiblissement progressif du pouls.
— Cessation de la sécrétion urinaire. — Cessation
de la sécrétion ou au moins de l'excrétion biliaire.*

La maladie ne tarde pas à s'aggraver. Aux ex-
crétions abdominales se joignent les vomissements
de même nature. Ces pertes de liquides déterminent un épaississement du sang dans les gros vaisseaux où il séjourne. La respiration et l'hématose
deviennent de plus en plus difficiles. Les veines des
parties non viscérales entrent dans un excès d'ac·
tion ; les parties fluides que contiennent les tissus
sont absordées avec rapidité, jusqu'à ce que tout ce
qui est libre soit rentré dans la circulation pour
aller se perdre dans le torrent gastro-intestinal.
C'est alors que se montrent les symptômes caractéristiques du choléra confirmé. — *Amaigrissement
rapide. — Affaiblissement et disparition du pouls.
— Enfoncement des yeux. — Respiration impossible.
— Ratatinement de la peau. — Atrophie du tissu
cellulaire. — Dessèchement de la muqueuse pulmonaire, trachéale, laryngienne, pharyngienne et buc-
cale. — Aphonie consécutive. — Absence de larmes,
de salive, de sérosité. — Dessèchement des conduits
excréteurs du foie et des autres glandes.* — Au fur
et à mesure que la circulation artérielle s'affaiblit
la circulation veineuse s'arrête. De proche en proche
les capillaires veineux et les vaisseaux veineux superficiels prennent une teinte bleuâtre ; de là la
cyanose. Le refroidissement n'a pas non plus d'autre
cause. La soif d'eau froide s'explique assez par le
manque de liquides que ressent toute l'économie.
Enfin les accidents de congestion cérébrale qu'on
observe dans la convalescence ont pour cause l'épaississement et la stase du sang veineux dans les sinus et les plexus. Malgré la réaction, ce sang se re-
met difficilement en circulation.

6.

Je passe sous silence un seul fait à peu près constant dans le choléra : je veux parler des crampes. Je me déclare, pour le moment, incapable de rendre compte du mode de production des crampes; mais dans les autres états morbides où cet accident se montre, les crampes ne sont pas moins difficiles à expliquer. Il n'est guère en physiologie pathologique de point moins élucidé.

Reste à savoir maintenant si j'ai fait une hypothèse gratuite. Le fait initial : altération du plasma du sang et passage de ce plasma surtout à travers les parois artérielles de la muqueuse gastro-intestinale, existe-t-il réellement? On ne saurait en douter, car toutes les observations concordent à prouver ces faits.

Les auteurs du compendium résument d'une manière conforme l'ensemble des recherches d'anatomie pathologiques faites par les médecins les plus recommandables. Seulement il est à regretter que les observations soient faites sur les résultats du choléra plus tôt que sur ses causes productrices.

S'il est vrai, comme je le crois, que la cause du choléra soit une altération primitive du sang, et que les phénomènes cholériques aient tous pour résultat une altération secondaire du liquide sanguin et des tissus formés; on conçoit que la cause productrice initiale du choléra ne soit plus observable sur un cadavre et que l'on ne puisse y remonter que par un travail de l'esprit.

Les animaux sont sujets au choléra comme l'homme, il serait à désirer que l'on sacrifiât ces animaux à diverses périodes de la maladie; ce serait le seul moyen de faire ressortir de l'observation directe la vérité de la théorie que je viens d'exposer.

Il est quelques médecins qui ont rencontré des cas exceptionnels dont j'ai l'air de ne pas m'occuper. Il est bon de m'arrêter un peu sur cet objet pour les personnes habituées à voir tout dans le vague d'une synthèse mal digérée et qui aussi frappées d'une exception que d'une série de faits identiques refusent par impuissance les théories qu'on leur présente, parceque ces théories paraissent pour le moins laisser hors de leur domaine les faits exceptionnels. Je veux parler de ces cas dits de choléra sec dans lesquels il n'y a que peu ou point d'évacutions, et qui ne décident pas moins la mort en peu de temps avec toutes les apparences extérieures du choléra. Je veux aussi parler de ces cas foudroyants qui prennent l'homme en santé et le tuent en peu d'heures.

Dans ces cas l'intoxication cholérique est extrême, c'est presque uniquement l'altération primitive du sang qui tue le malade.

C'est la répétition, dans un autre ordre de faits, de ces empoisonnements subits par le chloroforme ou les gaz septiques, etc. Ici le systême nerveux ne peut plus ni stimuler les fonctions ni les coordonner, tout succombe à la fois frappé d'impuissance.

Tel est sans doute l'ordre pathologique des phénomènes dans ces cas exceptionnels : empoisonnement primitif du sang, très-grave, (par la dose du miasme, par sa pureté, par une disposition idiosyncrasique,) précipitation de l'hématine, décomposition des globules, épaississement du sang par la firine et l'albumine altérées, sidération du systême nerveux à cause de son contact avec un sang impropre à le stimuler, perte moins considérable de liquides par la peau, le poumon et les intestins, paresse ou atonie des intestins, suppression des actes hépatique et rénal, impossibilité de la respiration, congestion de tous les parenchymes et mort.

La théorie ci-dessus rend donc un compte exact de la marche insidieuse, grave ou légère, des accidents cholériques au début et de leur léthalité lente ou rapide. Je dis plus, elle explique les succès obtenus par les diverses médications vantées après des succès véritables. Elle aide enfin à apprécier les meilleures conditions de leur administration.

Dans les alinéas suivants, je m'efforcerai de mettre ces vérités en lumière.

De toutes les médications employées contre le choléra confirmé, celle qui compte le plus de partisans est sans contredit la médication excitante ou stimulante.

Devant le caractère adynamique des accidents cholériques on conçoit que la pensée se porte immédiatement vers les stimulants. — Le froid envahit l'économie du moins à la périphérie et même dans les parties intérieures qui comme le poumon sont dans un contact incessant avec l'air atmosphérique. Les stimulants réchauffent : leur indication semble positive. — Le pouls s'affaiblit et va jusqu'à disparaître progressivement. Les stimulants activent la circulation et rendent de l'énergie aux battements du cœur. — Le système nerveux semble sidéré dans ses manifestations physiologiques. Les stimulants ont la propriété de relever l'action nerveuse. — On le voit donc, à première vue, rien ne paraît mieux indiqué que les stimulants contre le choléra.

Cependant les faits ne semblent pas aussi convaincants qu'ils paraissent devoir l'être au premier abord.

Que s'est-il passé à Voncq, cette année, à l'égard des stimulants?

Je dois dire d'abord que presque tous les malades ont été soumis aux moyens extérieurs de caléfaction : séjour dans un lit bassiné, briques chaudes, cruchons d'eau bouillante, application de synapismes multipliés. Ces moyens ont déterminé sous mes yeux une chaleur factice dont les résultats ne m'ont pas toujours paru clairement avantageux. Une caléfaction exagérée a été plusieurs fois cause d'accidents congestifs mortels. Les malades instinctivement fuyaient la chaleur qui augmentait leur oppression, et se révoltaient sans relâche contre le repos nécessaire à la bonne application de ces moyens. D'un autre côté, plusieurs malades qui par insouciance ou faute de couvertures appropriées n'ont pas pu être soumis à ces moyens de réfocillation, ne m'ont pas paru en être incommodés comme je le craignais d'abord.

J'ai suivi trop souvent et surtout au début de l'épidémie les errements de la généralité des médecins au sujet de l'administration *à intervalles fixes et en quantité déterminée*, des boissons chaudes stimulantes, comme le punch, le thé chaud, l'eau-de-vie brulée. Presque toujours j'ai échoué à déterminer la réaction ; ou bien je n'ai obtenu qu'une réaction incomplète ; ou bien enfin la réaction a été typhoïde et je n'ai sauvé aucun malade.

Des quarante malades que je n'ai pas vus, 15 ou 20 traités par les ordres d'un autre médecin, le furent par les moyens extérieurs de caléfaction, le vin de Frontignan ou le punch à l'intérieur, les frictions avec l'eau-de-vie pure ou camphrée en cas de crampes. Presque tous moururent sans réaction vraie ou bien au bout de 2, 3 ou 4 jours de réaction typhoïde.

Ces faits prouvent comme ceux de mon observation particulière que la médication par les stimulants amène rarement la réaction, et que quand on obtient celle-là, elle a tous les caractères du typhus le plus grave.

Du reste, pour ma pratique particulière, voici des chiffres éloquents : dans 7 cas où j'ai employé la médication stimulante, je n'ai pas obtenu une seule guérison.

La pratique des autres médecins est-elle plus heureuse? Je n'en sais rien. Ceux que j'ai consultés à cet égard conviennent volontiers qu'après l'emploi des stimulants, la réaction est généralement dangereuse.

L'idée que je me suis faite du choléra me rend compte des résultats pratiques.

Analysons les faits et voyons.

La caléfaction extérieure, assurément rend de la chaleur aux parties superficielles; elle dilate les tissus et leur permet de retenir les liquides dans leurs mailles; elle contrebalance en partie l'appel du sang vers l'intestin; elle active pour sa part la circulation périphérique. Mais voici les inconvénients. La caléfaction extérieure ne changeant pas la nature intime du sang, favorise la perte naturelle des liquides par la peau; elle congestionne le système veineux périphérique sans agir autant sur le système artériel correspondant et par là gêne la réaction qui ne peut s'établir et se soutenir que par l'absorption de nouveaux liquides faite par les veines périphériques. Ce n'est pas du système veineux viscéral que viendra le sang nécessaire à la réaction

puisque la caléfaction extérieure augmente plutôt
cette stase veineuse qu'elle ne lui est antagoniste.
Elle empêche ainsi dès le début de son application
l'abord du sang vers le poumon et par là gêne de
plus en plus l'hématose et l'acte respiratoire et incommode extrêmement le malade qui ne peut s'empêcher de crier qu'on l'étouffe. Elle augmente la
cyanose, enfin elle expose à une évaporation de
sueur dont le résultat est un refroidissement subséquent. On sait d'ailleurs combien peu nous pouvons augmenter la chaleur des corps vivants, par
des applications extérieures, quand d'ailleurs nous
ne pouvons rétablir les sources intérieures qui résident surtout dans les transformations nutritives
ou sécrétoires et dans la plénitude de la fonction
respiratoire.

J'ai vu des malades mourir sans être froids mais
qui n'avaient rien gagné à être ainsi passivement
réchauffés.

Les synapismes, l'urtication, les frictions ammo-
niacales faites le plus tôt possible après le début du
choléra ne me paraissent pas avoir les inconvénients
dont je viens de parler, du moins au même degré.
Ces moyens en effet n'agissent pas comme le calorique simple. Ils déterminent une lésion inflam-
matoire plus ou moins profonde du tissu cutané, et
par là, les lieux de leur application deviennent des
points d'appel énergique et d'une certaine durée.
Des transformations de liquides sont sollicitées sur
place. Les solides eux-mêmes prennent des qualités
inflammatoires favorables. Et si enfin par d'autres
moyens, on arrête les progrès du mal dans les organes abdominaux; la guérison ne peut tarder à
s'accomplir.

J'ai vu un cas de guérison franche et très-rapide

par ce moyen. Mais tout dépend du moment. On conçoit en effet que si la circulation artérielle périphérique est déjà nulle ou extrèmement affaiblie, les mêmes moyens ne peuvent plus agir favorablement. (Numéro 158.)

Les boissons chaudes semblent rendre de la chaleur à l'économie, et si elles sont absorbées, elles activent la circulation et même déterminent une poussée vers la peau. C'est du moins leur action dans l'état physiologique. Mais dans le choléra, elles ramollissent encore les tissus au contact, diminuent l'absorption des principes actifs qu'elles contiennent, augmentent les congestions existantes soit vers l'abdomen, soit dans les sinus encéphaliques ; elles favorisent aussi bien et même plus vers l'intestin que vers la peau l'afflux du sang artériel ; elles rebutent les malades ; enfin elles ne facilitent aucunement la circulation veineuse abdominale.

Dans l'état ordinaire, l'activité de la circulation artérielle entraîne l'activité de la circulation veineuse. Mais dans le choléra ces deux faits ne sont plus connexes ; le sang artériel ne chasse plus ou presque plus devant lui le sang veineux. Les fuites du sang artériel ou du moins de son plasma, détruisent au moins en partie la vis à tergo au moyen de laquelle le sang veineux circule dans l'état de santé.

Les alcooliques donnés à *petites doses successives* me paraissent avoir une action bien peu préférable à celle des boissons stimulantes chaudes. Le principe volatil odorant que ces boissons contiennent agirait-il sur le principe cholérique contenu dans le sang ? Cette hypothèse bien que hasardée pourrait-être soutenue. Il est vrai que comme alcool faible, ces boissons sont plastifiantes (Mialhe). Mais quand on recourt à ces boissons, en plein choléra cyanique, ce ne sont pas les propriétés plastiques dont le sang a le plus besoin, mais surtout d'eau et de sels capables de ranimer la circulation veineuse abdominale et la sécrétion hépatique. Les boissons alcooliques, ont, si elles sont absorbées, une action congestionnelle élective sur le cerveau et cette congestion cérébrale ne me paraît aucunement désirable. Toutefois, je reconnais volontiers que l'alcool faible peut souvent remplir utilement certaines indications sur lesquelles je donnerai plus tard quelques détails.

La théorie s'accorde donc avec la pratique pour rejeter la médication stimulante administrée sans discernement.

Le calorique seul en applications extérieures, me semble avoir plus d'inconvénients que d'avantages.

L'urtication, les synapismes sur de larges surfaces, les frictions énergiques avec l'ammoniaque me paraissent devoir être administrés, mais seulement tant que la circulation reste assez active à la périphérie. Si la circulation périphérique est anéantie, ou presque nulle, je crois ces moyens complètement inutiles ou nuisibles à cause du mode d'application. En tous cas ce sont là seulement des adjuvants.

Je n'ai que de la répugnance pour les boissons chaudes, et je les crois nuisibles.

Les alcooliques faibles ne me paraissent utilement applicables que dans certains cas de convalescence pour aider à l'assimilation de toniques fixes et dans quelques cas de choléra concurremment avec une médication saline, s'il est vrai, comme l'assure M. J. Guyot, que l'alcool coupe court aux vomissements et permette l'ingestion des solutés alcalins ; néanmoins le mode d'application ne doit plus être à doses petites et successives mais en une dose unique s'il est possible et assez considérable.

J'ai péché contre toutes ces conclusions et je n'ai pas vu mieux faire dans l'épidémie de Voncq ; aussi la mortalité après les excitants a-t-elle été sans exception. Je n'ai pas l'honneur du seul cas de guérison obtenu par l'urtication énergique dont j'ai parlé. C'est un paysan qui sauva ainsi sa femme, sans avoir pris avis d'aucun médecin.

Il me reste à faire à la médication excitante exclusivement administrée à l'intérieur à doses faibles et successives un reproche grave au sujet de la convalescence. La réaction s'établit difficilement ; mais dans tous les cas la réaction a le caractère du typhus le plus grave. A quoi tiennent ces résultats ? Le voici : on sait que dans l'état physiologique, le système veineux intra-crânien est toujours plein. Ce fait persévère dans le choléra parce qu'il a pour cause, une cause mécanique indépendante même de la vie. D'un autre côté, la pesanteur, la vis à tergo du sang artériel, enfin l'inspiration pulmonaire, telles sont les forces qui décident la circulation veineuse intra-crânienne et qui dominent le vide virtuel de la boîte osseuse du crâne. Mais dans le choléra ce vide virtuel reste tout entier ; d'ailleurs l'anhydrêmie progressive du sang veineux, le peu d'impulsion du sang artériel, diminué de masse et d'activité circulatoire, enraient, du moins en grande partie, la seule puissance qui reste : c'est-à-dire l'inspiration pulmonaire instinctivement et fatalement diminuée d'ampleur chez tous les cholériques. Le résultat naturel de cet ensemble de faits : c'est une congestion veineuse encéphalique générale et par conséquent les symp-

tômes de la réaction typhoïde que j'ai décrite en
son lieu. La longue durée de ces accidents typhoïdes
s'explique assez par la difficulté extrême qu'a le
sang de retrouver sa fluidité normale même quand
la réaction est vraiment établie.

J'aurais bien d'autres considérations à ajouter à
celles-là mais tout médecin peut y suppléer plus
facilement que je ne le pourrais moi-même par
d'autres développements.

Je dirai seulement un mot de l'ammoniaque.

J'ai employé quatre fois l'ammoniaque ou son
acétate ; je n'ai eu aucun résultat avantageux après
l'emploi de ce médicament comme moyen unique
ou principal. —Dans un cas particulier où la réaction ayant été franchement obtenue par le sel marin
et la glace, la malade avait le hythme des battements du cœur troublé par un obstacle mécanique,
que j'ai supposé être un caillot; j'ai administré une
potion avec quelques grammes d'esprit de Mindere-
rus et cinq heures après, la circulation s'exécutait
sans entraves et de la manière la plus normale.

L'ammoniaque ou ses sels peut donc être indiquée dans certains cas spéciaux.

J'oubliais de parler d'un fait qui semblerait contraire aux idées que je viens d'émettre au sujet des
boissons alcooliques. — Un homme très-fort se
sent une nuit pris d'accidents effrayants. Convaincu
qu'il a le choléra, il se lève, avale un verre d'eau-
de-vie et sort dans la rue où il se livre à un exercice
musculaire très-actif. Au bout de deux heures de
cette activité, la chaleur lui revient et tout se ter-
mine par une sueur abondante après laquelle il se
trouve guéri. (Numéro **159**.) — Nous n'avons, ni
aucun autre médecin, ni moi, constaté que cet

homme fut réellement atteint du choléra; mais il ne me répugne aucunement d'admettre le fait et ses conséquences. L'eau-de-vie a été prise à un moment où elle pouvait encore être absorbée; l'exercice musculaire a entretenu la circulation normale dans toutes les parties et la crise s'est faite vers la peau. Ce n'est pas le seul fait de ce genre connu dans la science. On sait que sans avoir pris un verre d'eau-de-vie, un ministre célèbre put obtenir sa guérison par un exercice musculaire très-actif.

Passons maintenant aux astringents, et voyons tout d'abord ce que la théorie nous permet d'espérer de l'emploi de cette médication.

Les astringents ont une action directe toute de contact et par conséquent d'ordre physique, sur les tissus qu'ils resserrent par voie d'astriction et dont ils augmentent la densité et la résistance par voie de coagulation. S'ils pouvaient être absorbés, ce dont je doute fort, car leur absorption est extrêmement difficile dans l'état physiologique, en généralisant leur action, ils produiraient un effet de concentration, d'épaississement, de coagulation favorable pour arrêter les pertes de liquides. Indirectement et comme conséquence de leur action directe, ils ralentiraient la circulation, arrêteraient les sueurs et modèreraient les sécrétions surexcitées.

A première vue, peut-on une action plus favorable? Tout à l'heure, les stimulants étaient indiqués par les symptômes éloignés; mais il semblerait que les astringents dussent agir sur les symptômes essentiels sinon même sur la cause organique et fonctionnelle du choléra. Aussi, bien des médecins, à la première apparition du mal indien, et encore depuis, ont-ils employé les astringents avec une presque certitude de réussir.

Cependant, des échecs nombreux sont venus terrifier l'enthousiasme. C'est que les astringents qui ont du bon, ont aussi du mauvais contre cette maladie effrayante. En effet, l'action astrictive des astringents, pour être durable, a besoin d'être soutenue, autrement la réaction est pire que l'action. Ils arrêtent le flux intestinal dans les endroits de leur contact; mais généralement le mode d'administration employé restreint ce contact à des portions minimes de l'intestin et ce sont généralement les moins malades. Ils arrêtent ou du moins entravent encore davantage la sécrétion et l'excrétion biliaires, en enlevant une certaine quantité d'eau dont les astringents sont tous avides. Ils s'opposent de plus en plus et par un épaississement progressif du sang à la circulation veineuse abdominale. Et si déjà la veine porte n'a plus de circulation dans le foie, ils augmentent la difficulté de l'abord du sang vers le poumon par les veines surhépatiques; ils donnent un surcroît à l'oppression si douloureuse des malades, et altèrent l'hématose par la suppression complète de l'acte hépatique. Ils déterminent un appel plus rapide des liquides périphériques et par là activent l'amaigrissement général et le dessèchement des conduits excréteurs des glandes et des surfaces muqueuses aériennes.

Le moment le plus favorable à leur administration paraît être la cholérine diarrhéique ou le choléra au début quand il reste encore beaucoup de liquides dans les tissus. Encore dans tous ces cas doivent-ils déterminer cette gêne, cette plénitude du ventre, ce gonflement des hypochondres, qui inquiètent et fatiguent les malades plus même que les pertes de liquides? Et doit-on craindre que le malade, passant d'un état dans un excès opposé, ne soit obligé de corriger par des purgatifs ce que les astringents auraient précédemment produit. Exemple le numéro 19 dont l'histoire est détaillée plus haut.

Que l'on réfléchisse à cet état de la circulation du système porte hépatique et à cet arrêt de la sécrétion biliaire, on comprendra combien ce point de la pathogénie cholérique a d'importance. Aucun de mes malades n'a pu être regardé comme guéri soit de la cholérine, soit du choléra, qu'à partir du moment où les selles furent redevenues bilieuses. Les considérations suivantes expliquent cet important sujet. — L'acte hépatique est nécessaire à l'hématose; cet acte est d'après les expériences de Cl. Bernard, une source active de chaleur dont le défaut doit contribuer beaucoup au refroidissement cholérique; d'autre part, comme il est certain que le foie prend une part active à l'élimination des poisons, la sécrétion de cet organe et l'excrétion de ses produits sont essentiels au succès du traitement; enfin comme déjà, dans l'état physiologique, la circulation hépatique se fait avec lenteur, on ne peut des conditions plus favorables en y joignant la cause cholérique, pour produire la stase veineuse dans les vaisseaux portes et par conséquent obstacle nouveau au retour vers le poumon du sang qu'amènent les artères mésentériques, congestion variable des capillaires intestinaux, augmentation des pertes par les voies gastro-intestinales; enfin comme conséquences plus éloignées mais très-certaines : refroidissement progressif du corps, altération de l'hématose, sensation d'une chaleur brulante sur le trajet des intestins, où persévèrent exclusivement les transformations des liquides et la circulation.

La pratique ne donne aucun démenti à ces vues théoriques. Je regrette que la mienne soit à peu près nulle à ce sujet. Mais je sais que la pratique des autres médecins, au sujet des astringents est complètement d'accord avec tout ce que j'ai dit plus haut. S'il doit rester des partisans de cette médication, c'est pour la cholérine mais non pour le choléra cyanique.

En résumé, les astringents peuvent-être utilement employés contre la cholérine : mais ils exposent le malade à souffrir un sentiment de plénitude abdominale incommode et l'obligent le plus souvent à réclamer de nouveaux soins.

Dans le choléra, au début, ils peuvent arrêter la marche du mal, mais ils ont de graves inconvénients.

Ils sont complètement nuisibles dans le choléra confirmé.

Que dirai-je des stupéfiants? Le laudanum ne m'a jamais réussi dans le choléra, qu'il ait été administré en lavement ou en potion. Comme médication principale, je l'ai seulement employé trois fois; il n'arrêta aucunement la marche du choléra. Je l'employais cependant d'une manière assez hardie : 10 ou 15 gouttes par chaque lavement amylacé, 2 gouttes par cuillerée de potion de 1/4 en 1/4 d'heure ou de 1/2 en 1/2 heure.

Dans la cholérine même, j'ai pu rarement arrêter la diarrhée et les autres accidents par le laudanum. La décoction de têtes de pavôts m'a paru plus sûre contre la diarrhée cholériforme.

Le laudanum en lavement, était un remède banal aux mains de tout les habitants, sur la foi des recommandations d'un médecin ou peut-être même seulement de son épouse. Il est fort à craindre que ce médicament impuissant n'ait entretenu dans une fausse sécurité bien des gens qui croyant posséder le remède se passait alors de conseils médicaux.

La théorie n'est guère plus satisfaisante que la pratique. L'opium augmente le mouvement des liquides vers la périphérie, arrête ou modère les contractions intestinales : en cela il agit bien. Mais cette action avantageuse n'a pas lieu sans congestionner les organes ; il favorise la stase du sang veineux dans les parenchymes ; s'oppose pour sa part à la sécrétion biliaire et congestionne le cerveau. Enfin, s'il diminue le nombre des évacuations, il ne diminue guère en quantité les pertes de liquides. Cependant, ces inconvénients sont encore faibles, comparés à ceux qu'il peut occasionner s'il est resté dans les voies digestives et s'il n'est absorbé qu'au moment de la réaction.

Les antispasmodiques sont tous excitants. Comme tels, ils participent aux avantages et aux inconvénients des excitants. Ils agissent d'une manière mal définie sur le systême nerveux, et ont tous une action élective de sédation qui empêche qu'on puisse les soumettre à aucun principe général d'application. On sait seulement que cette action est trop fugace pour qu'il soit permis de compter sur eux dans le choléra dont les lésions et les manifestations sont tenaces et durables.

Je ne voudrais pourtant pas trancher si vite une question si délicate. Des faits multipliés, ont été publiés à l'avantage de l'esprit de camphre. Les récuser comme venant de sources incompétentes est une chose plus facile que de les détruire. Quant à moi, je n'ai pas essayé ce médicament. On le donne comme spécifique : le titre est orgueilleux ; encore est-il plus raisonnable de le donner à ce médicament qu'au sulfate de strychnine dont toutes les prétentions légitimes doivent peut-être se restreindre dans les bornes d'une modification des solides contractiles.

Je crois en effet volontiers que l'agent cholérigène est un miasme absorbable et capable de séjourner dans le sang. Or on sait quelle immense quantité de matière odorante, je dirai presque de miasme odorant contient le camphre : qu'y aurait-il alors de si déraisonnable à supposer que ce miasme antiputride si subtil traversant et saturant le liquide sanguin puisse entraîner et déplacer le miasme délétère tenu en dissolution dans ce fluide vital. En cela tout est en rapport avec les lois qui régissent l'échange des gaz en dissolution dans les liquides. Je donne cette hypothèse pour ce qu'elle vaut. Si elle paraît hazardée à certaines personnes je les engage à réfléchir à ce qui se passe dans des faits analogues : l'empoisonnement par le chloroforme par exemple. Cet agent subtil n'est-il pas transporté au contact du système nerveux à l'état de vapeur et n'est-ce pas ce contact qui amène tous les résultats anesthésiques?

Les antispasmodiques sont tous volatils et odorants ; n'est-ce pas encore là le secret de leur action rapide, mais fugace.

Les expériences de M. Duroy et le rapport de M. Ludger Lallement à la société médicale d'émulation permettent de transporter cette hypothèse dans le domaine des faits.

J'ai parlé tout à l'heure en passant du sulfate de strychnine. Voilà un médicament toxique au plus

haut degré. Il fallut de l'audace à celui qui le premier
osa l'administrer ! Pour ma part, j'ai eu plus que lui
son exemple et ses assertions. Les raisons théoriques
capables de me décider auraient été trop faibles à
mon sens pour m'autoriser.

Car enfin, par quelle modification organique ou
fonctionnelle la strychnine peut elle être utile dans
le choléra ? Voyons. Il est vrai qu'elle paraît avoir
une action excitatrice des faisceaux musculaires de
la moëlle ; qu'elle agit sur le cœur en lui donnant
plus d'énergie ; et probablement sur les tissus irritables en augmentant leur vitalité fonctionnelle et
en donnant plus de rigidité à leurs éléments cons-
titutifs. Mais il s'en faut bien que nous soyions sûrs
de tous ces faits ; et même en les supposant exacts,
quelle faible barrière pour des assaillants si puissants ! La strychnine ne rend pas d'eau au sang ;
elle n'arrête pas les pertes de liquides ; elle ne ranime guère la circulation veineuse abdominale, les
sécrétions biliaire et urinaire. Mais ce serait peu
encore d'être impuissante ; combien n'est-elle pas
dangereuse !

Au reste, voici les résultats de ma pratique à
Voncq à l'égard du sulfate de strychnine. 11 fois,
j'ai employé ce médicament combiné à l'emploi des
sangsues ou de la saignée. Sur ces 11 cas, 8 furent
terminés par la mort. Pour les cas suivis de guérison, une fois il y eut amélioration sous l'influence
de la strychnine, puis rechute et guérison définitive
par le sel marin (N° 123). — Dans le second cas,
les évacutions étant arrêtées, et le malade restant
cyanosé et se plaignant d'étouffer horriblement, la
strychnine et les sangsues amenèrent la guérison
(N° 130). — Dans le troisième cas enfin, la réaction
ayant été amenée par les boissons froides abondan-

tes ; l'oppression et la cyanose disparurent sous l'influence de la strychnine et des sangsues suivies de l'application d'un large vésicatoire à l'épigastre (N° 119).

De ces deux derniers cas seulement, il paraîtrait donc ressortir que la strychnine convient à la fin de la maladie, quand la réaction a été amenée et qu'il reste seulement l'oppression et la faiblesse. On conçoit, en effet, qu'alors elle donne plus d'énergie au cœur, plus de forces aux contractions des puissances respiratoires du diaphragme surtout.

Dans les huit cas de mort — 1 fois, le traitement fut commencé par les alcooliques, puis continué presque aussitôt par la strychnine et la glace. La mort fut si prompte que ce cas ne peut réellement entrer en considération. — Une fois, le traitement par le sel marin ayant été commencé puis tout aussitôt refusé, j'essayai l'ammoniaque; enfin, j'en vins à la strychnine dont l'administration fut continuée.—Une fois, l'adjonction de lavements laudanisés ne parut exercer aucune influence avantageuse. — Une autre fois, le traitement commencé par un purgatif ne fut pas plus heureux. — Enfin une autre fois l'émétique et l'ipéca furent administrés au début.

Si, ce que je ne pense pas, les moyens employés précédemment à l'administration simultanée de la strychnine et des sangsues ont empêché le succès de cette médication, il faut retrancher 5 cas de mort sur 8; il restera seulement 3 cas de mort probants contre la médication strychnique. Dans mon sentiment, je crois qu'il n'y a à mettre de côté qu'un seul cas trop grave et trop rapide, et que les 7 autres cas sont des faits qui militent contre cette médication du moins appliquée en plein choléra.

Quatre malades se sont guéris en buvant de l'eau froide au gré de leur soif insatiable. Pour trois d'entre eux, il n'y eut pas d'autre moyen employé. La quatrième malade avait été d'abord traitée par le vin d'Espagne et les moyens de caléfaction extérieurs; et malgré ce traitement elle était arrivée à un état si désespéré que M. Lesur et moi, nous crûmes qu'elle était perdue. Le mari, nous voyant sans espérance crut devoir obéir à tous les désirs instinctifs de son épouse. En une nuit, elle but et revomit 10 à 15 litres d'eau et une ou deux bouteilles de vin très-léger. Le lendemain, la cyanose persévérait comme le refroidissement et tous les autres accidents cholériques; mais le pouls avait reparu, et en même temps, l'espérance avait ranimé le courage de la malade. Je pus terminer la guérison, en administrant la strychnine, les sangsues, puis un vésicatoire à l'épigastre. La convalescence fut franche et très-rapide. (N° 119.)

Des médecins et des prêtres m'ont garanti que des cas semblables et assez nombreux, se sont montrés sous leurs yeux. Ce moyen donne du courage aux malades, il satisfait leurs désirs les plus ardents : chose excellente dans cette maladie qui tue l'espérance. En 1832, M. Cruveilher, homme d'autant de bon sens que de science, s'attachait de tout son pouvoir à ne pas trop s'éloigner des indications instinctives du malade. Cette pratique d'un homme prudent me semble recommandable.

Au reste, il n'y a pas à s'étonner si fort des guérisons du choléra par l'eau froide à volonté. Car c'est surtout d'eau que l'économie a besoin pour rendre au sang sa fluidité et rétablir la circulation et l'hématose. Et d'ailleurs l'eau froide qu'appèlent si fort les malades est en effet très-propre à entretenir la muqueuse gastrique dans cet état d'anémie qui d'après les observations de Cl. Bernard, est la disposition la plus favorable à l'absorption. Enfin, par la raison encore que le froid appliqué aux muqueuses, diminue les exhalations et que l'absorption est d'autant plus active que l'exhalation est moindre, il en résulte qu'à ce point de vue encore, l'eau froide est très-convenable dans le choléra.

Malheureusement, l'eau froide, en la supposant absorbée ne peut remplacer toutes les parties du sérum que le sang a perdues; et elle ne peut resister à l'abandon que les globules font de leur matière colorante. On sait, en effet, que l'eau pure, appliquée sur les globules du sang, détermine la mise en liberté et la précipitation de la matière colorante du sang, et que par conséquent elle altère les globules. Mais encore est-il probable que l'eau mise en contact avec les tissus après son absorption, acquiert par ce contact des éléments salins et protéiques capables de lui donner les qualités dont elle a besoin pour rétablir et remplacer le sérum perdu dans les évacuations précédentes.

L'eau froide en abondance, proposée et instinctivement demandée contre le choléra n'est donc pas un moyen qui mérite le dédain.

La glace a plus de partisans ; on lui accorde plus de confiance. Il n'y a cependant qu'une différence d'activité entre la glace et l'eau froide. La première est plus froide et de plus elle se convertit en eau distillée, et les forces d'absorption de l'eau distillée sont probablement plus intenses que celles de l'eau de puits ou de fontaine. Du reste, elle agit de la même manière que l'eau froide, et elle a les mêmes inconvénients. Pour moi, je ne crois nullement que la glace agisse sur les nerfs, autrement que par le froid, ni qu'elle ait les qualités astringentes qu'on lui suppose. Elle diminue la turgescence veineuse des parois stomacales, et par là place l'estomac dans les conditions les plus favorables à l'absorption ; de plus comme l'exhalation est d'autant moins active que l'absorption l'est davantage, elle calme ainsi, du moins momentanément, les vomissements ; enfin elle rend de l'eau au liquide sanguin et cette eau se porte surtout au système veineux afférent du foie où ont lieu les plus graves accidents de stase sanguine : tels sont ses effets avantageux.

Ces effets sont loin d'être à dédaigner. Tous les cholériques que j'ai soignés ont eu de la glace à leur disposition, grâces à l'obligeance de M. Léon Robert auquel la population de Voncq ne saurait trop marquer sa reconnaissance. Mais il en est 12 seulement qui employèrent la glace en abondance. Sur ces 12, quatre moururent, huit guérirent, savoir : quatre à l'aide du sel marin, trois après l'administration de l'émétique et l'ipéca, un sans autre secours.

Il est une conduite que je ne puis expliquer et que je rejette pour ma part de toutes mes forces : celle de ne permettre aux cholériques, que l'usage à intervalles fixes d'une potion quelconque avec refus de tout liquide dans les intervalles. Par quelles raisons théoriques, par quels succès se recommande donc une pratique si pénible pour les malades et si contraire à leurs besoins ?

Enfin, j'arrive aux évacuants. C'est dans le choix et les circonstances d'administration des évacuants que résident les plus grandes ressources du médecin dans l'épidémie cholérique à tous ses degrés.

Mettons de suite hors de cause les purgatifs plus

ou moins puissants qui sont donnés en poudre ou à l'état liquide, mais sous un petit volume. Nous parlerons ensuite des purgatis salins, nous traiterons enfin du vomitif.

Les purgatifs drastiques donnés ordinairement en poudre, sont généralement peu employés dans le choléra confirmé. Il faut en effet pour leur absorption une série de circonstances qui ne se trouvent plus dans le choléra. Ces purgatifs peuvent seulement convenir dans la cholérine et nous avons dit ailleurs ce que nous pensons à ce sujet.

Les purgatifs salins, à base de soude, ont au contraire des propriétés qui les rendent d'une application plus fréquente et mieux indiquée. En effet; outre qu'ils déterminent une dépuration réelle du sang, au dire de quelques hommes recommandables, action qui expliquerait selon eux leur efficacité dans les cas appelés du nom d'embarras bilieux, d'embarras intestinal; il me semble, que ces médicaments se recommandent à nous par d'autres qualités plus inattaquables et plus appropriées au choléra. Ils introduisent dans le sang, à cause de leur grande facilité d'absorption, de l'eau et des sels nécessaires aux transformations vitales dans les actes de la respiration, de la nutrition et des sécrétions; ils activent les sécrétions glandulaires et surtout celle du foie et par conséquent rétablissent la circulation dans le système de la veine porte; ils agissent par suite favorablement contre la congestion encéphalo-rachidienne; enfin, en favorisant l'abord du sang vers le poumon, ils ne manquent jamais de diminuer l'oppression et le resserrement si douloureux de la base de la poitrine.

Le sulfate de soude et surtout le sel marin, n'auraient-ils que cette qualité essentielle, à mon sens, d'être tous deux des substances dont l'absorption est des plus faciles, ils mériteraient encore à ce titre toute l'attention des médecins, en ce moment surtout où il nous est impossible de faire passer dans le sang aucune autre espèce de médicament.

Mais ils n'ont certainement pas que cette propriété déjà excellente ; car ils réalisent tous deux, mais surtout le sel marin, le but que l'imagination désirerait le plus vivement atteindre, à savoir : restituer à l'économie une menstrue toute faite pour la solution des éléments solidifiables du sang et pour la suspension des globules dans leur état d'intégrité ; enfin, introduire un corps qui rétablisse la circulation de la veine-porte et par conséquent les fonctions hépatiques, c'est-à-dire : l'hématose, la calorification et la transformation de l'albuminose en fibrine organisable.

Des hommes superficiels disent à l'égard du sulfate de soude et du sel marin : le choléra s'annonce par des évacuations excessives qui en font tout le danger ; comment peut-on penser à déterminer thérapeutiquement des évacuations pour arrêter les premières ? Ils ne pensent pas qu'un médicament qu'on appelle purgatif puisse faire autre chose que purger ; et ce mot purger est pour eux une abstraction littéraire.

D'autres, se jetant dans le vague des mots, accepteraient encore assez volontiers l'opportunité des évacuants. Ils s'imaginent seulement que le sulfate de soude agit par substitution ; ce mot trouvé et si faussement appliqué, ils ont tout dit.

Pour ma part, j'ai peu employé le sulfate de soude, mais j'ai beaucoup employé le sel marin dont l'absorption est plus active encore et qui est doué d'ailleurs de tous les modes d'agir du sulfate de soude. Ce médicament est d'une saveur désagréable, mais c'est précisément une raison qui devra encourager le malade aussi bien que le médecin ; car cette perception désagréable est une preuve qu'il est absorbé. Du reste, il est sans doute possible de corriger son mauvais goût et ses effets vomitifs : soit en donnant le sel en solution dans du bouillon de bœuf, soit en concentrant ou en diluant sa dissolution à un degré convenable que l'expérience seule pourrait faire préciser.

Les faits que j'invoque pour expliquer l'action favorable du sulfate de soude et la préférence que l'on doit accorder au sel marin, dans le choléra confirmé, sont complètement prouvés par les expériences de M. Buckheim (*Union médicale*, *n*° **91**, *page* **371**), et surtout par celles de notre illustre physiologiste Cl. Bernard, sur l'absorption des gaz et des liquides dans l'économie animale.

Si l'on veut entrer plus profondément dans cette question de l'absorption dans le choléra, question dont l'importance domine toute espèce d'action thérapeutique, question de laquelle dépend le rôle possible ou impossible de l'art médical dans cette grave affection ; il suffit d'appliquer les recherches de M. Cl. Bernard, recherches qui ne sont pas démenties par les expériences de M. Duchaussoy.

Ce physiologiste résume le mécanisme de l'absorption dans l'activité de quatre forces combinées d'une manière différente et toujours complexe : *l'imbibition, le courant, le transport et la concentration*. J'ajouterai à cette énumération *la pression concentrique* exercée par les parois contractiles des cavités absorbantes.

De ces quatre forces, l'une d'elles, *le transport*, est en grande partie supprimée dans le choléra, parce qu'elle dépend beaucoup de la circulation. Les autres ont toute l'activité qui leur est dévolue par la nature même de la substance administrée.

Le choléra ne peut détruire la force d'imbibition puisque l'imbibition est un phènomène purement physique, indépendant du jeu des fonctions physiologiques. Le chlorure de sodium en particulier, imbibe deux fois plus rapidement une membrane que le sulfate de soude : première raison de préférence.

D'après les expériences qui ont été faites à ce sujet; le courant d'imbibition le plus fort a lieu de la cavité stomacale vers les vaisseaux que remplit le sang. C'est vers les vaisseaux qu'a lieu l'endosmose. De plus, ce courant est deux fois plus rapide pour le sel marin que pour le sulfate de soude : seconde raison de préférence. Il existe, sans doute, en même temps un contre-courant exosmotique; mais ce contre-courant, venant des veines, désemplit ces vaisseaux sans augmenter l'accident cholérique préexistant, auquel remédie activement l'entrée du médicament.

Le transport, en ce qui dépend de la substance, n'est pas détruit par le choléra. Il est très-rapide pour le chlorure de sodium dont la diffusibilité est extrême. Il est encore deux fois plus rapide pour le chlorure de sodium que pour le sulfate de soude : troisième raison de préférence.

La concentration des substances est enfin une condition que nous pouvons remplir à volonté, surtout pour les substances non toxiques très-solubles dans l'eau. Ici encore, le sel marin aurait l'avan-

tage, s'il s'agissait d'administrer des solutions con-
centrées.

Le chlorure de sodium réalise donc au plus haut
point contre le choléra toutes les indications théoriques les plus pressantes et les plus difficiles à réa-
liser.

Une question importante à remarquer est celle
que traite en dernier lieu M. Bernard : une perte
de sang active l'absorption, comment se fait-il que
l'absorption soit nulle ou si faible dans le choléra ?
Il est certain en effet que dans le choléra, la masse
du sang est considérablement diminuée ; mais il faut
faire attention à ce fait que c'est la quantité du sang
dans les artères qui diminue, tandis que les veines
au contraire restent distendues. Or on sait (Magendie) que l'absorption se fait par les veines et que
l'absorption est en raison inverse avec la plénitude
des vaisseaux absorbants.

La difficulté puis la nullité de l'absorption dans
le choléra se relient à la difficulté puis à la cessation
du transport. Rétablissez la circulation du sang
veineux vous ressusciterez l'absorption.

Par quels moyens? je propose le sel marin et la
glace.

La saignée, me direz-vous, est bien préférable.
Et d'abord elle est d'exécution facile, et les substances salines révoltent les malades. La saignée diminue
la quantité du sang veineux, désemplit les veines
et rappelle directement l'absorption ; elle diminue
enfin les congestions viscérales dont les malheureux effets sont si à craindre. Tout cela est
bien vrai vous répondrai-je ; mais ouvrez donc
les veines d'un cholérique vous n'en ferez pas
sortir une cuillerée de sang.—Vous faites la saignée
sur les veines périphériques et ce n'est pas là que

résident les dangers si graves de la stase veineuse. Croyez-vous que si par bonheur vous arrivez à temps pour que le sang, restant assez fluide, vous puissiez en obtenir **100** grammes ou plus d'une veine périphérique, vous allez par cela même rétablir immédiatement la circulation dans les parenchymes? Mais non, vous n'y pensez pas; car quand la circulation veineuse est presque arrêtée à la périphérie, il y a déjà longtemps qu'elle est arrêtée dans le foie en particulier; ou bien alors vous n'aviez pas affaire au choléra confirmé. Ah si vous pouviez faire votre saignée sur les ramifications des veines mésentériques ou sur celles du foie et qu'en même temps vous remplaciez le vide par un liquide capable de rendre au sang sa fluidité, aux matières plastiques leur propriété, aux globules l'intégrité de leur forme et leur matière colorante; votre saignée serait le nec plus ultrà de mes désirs. Or c'est précisément là ce que produisent les solutés alcalins. Par l'exosmose, ils font un vide dans les veines qui tapissent l'estomac; ils remplissent ce vide par une eau chargée d'un sel qui a la propriété de rétablir l'intégrité du sérum et des globules; ce médicament va directement au foie avec plus ou moins de lenteur et de difficulté, mais y arrive enfin, et là, stimule la sécrétion biliaire, ranime ainsi de plus en plus par ce travail de sécrétion la circulation propre du foie, enfin permet la formation d'un sang plus pur qui charrié par les veines sus-hépatiques reporte au poumon l'aliment que cet organe appelle avec une énergie, une impatience qui se traduisent par l'orthopnée, le spasme du diaphragme et de tout l'appareil laryngo-trachéal. Voilà ce que produit l'eau froide, ce que produit la glace, ce que produit plus efficacement encore le sel en solution aidé d'eau froide ou de glace.

Il n'y a pas de cas si désespéré qu'il soit qui ne

demande encore instamment et peut-être uniquement cette médication.

La médication saline admet des adjuvants : ainsi la glace qui favorise l'absorption en plaçant l'estomac dans un état d'anémie convenable, et qui s'oppose aux vomissements ; les stimulants diffusibles qui dans certains cas facilement appréciables ranimeraient les fonctions nerveuses et la résistance vitale; les alcooliques à haute dose une fois donnés qui permettent la tolérance des substances salines, si la révolte de l'estomac est invincible sans eux; la strychnine qui comme tonique névrosthénique et excitant spécial de la moëlle épinière peut lutter efficacement contre l'adynamie des tissus irritables et favoriser la guérison dans certains cas spéciaux; la saignée que, pour ma part, je ne crois guère utile parce qu'elle ne peut se faire que sur le système veineux périphérique, et que je crois fort utilement remplacée par des évacuants quand ils peuvent encore être administrés; l'ammoniaque qui comme dans deux cas qui se sont présentés sous ma main, m'a servi, une fois comme agent de dissolution d'un caillot troublant l'action du cœur, et une autre fois contre une phlébopathie déterminée par la coagulation du sang dans une des veines de la jambe; les synaspismes ; les vésicatoires, etc., etc.

Est-ce à dire qu'à mes yeux le sel marin ou le sulfate de soude soient les spécifiques du choléra? Non pas, certes : ces substances luttent efficacement contre les résultats du choléra, contre l'altération secondaire, mais ils n'agissent pas contre la cause initiale, contre l'altération primitive. Il y aurait plus de chances de trouver un spécifique dans la série des antispasmodiques et des antiputrides volatils : iode, créosote, camphre, éther, chloroforme ou leurs combinaisons.

J'ai administré à Voncq, dans le choléra confirmé, 10 fois le sel marin, 4 fois dans les villages voisins. Deux fois, les malades moururent, mais le sel fut trop tôt abandonné dans un cas, et dans l'autre, j'avais affaire à une femme délicate et affaiblie, d'un tempérament bilioso-nerveux, de tous celui qui m'a paru être le moins avantageux contre le choléra.

Dans les douze autres cas, la guérison fut complète et la convalescence franche et rapide. Quatre fois la glace fut administrée en même temps et en abondance; dans les huit autres cas, le sel marin seul fit les frais de la guérison. Comme on le voit, c'est une proportion de 12 guérisons sur 13 ou 14. malades. Et notez que ces cas étaient des plus graves et pour la plupart très-avancés.

Voici de quelle manière j'administrais ce médicament : 30 à 40 grammes de sel étaient dissous dans 180 à 200 grammes d'eau commune, et cette solution était donnée par cuillerée à bouche de 1/4 en 1/4 d'heure ou plus souvent de 1/2 en 1/2 heure. Je permettais l'eau froide en petite quantité à la fois dans les intervalles ; ou bien j'ordonnais la glace quand j'en avais à ma disposition. Il serait sans doute possible de réglementer l'administration du sel marin d'une manière plus précise et plus avantageuse. Ici, je dis naïvement ce que j'ai fait et ce que mes occupations m'ont permis d'observer. L'expérience et l'avenir m'aideront sans doute un jour à déterminer d'une manière précise et complète les desiderata de cet article.

On l'a vu : lorsque j'ai parlé du sulfate de soude et du sel marin, bien que j'estimasse fort utile l'action purgative de ces médicaments, à cause des modifications salutaires de l'appareil hépatique, mon but principal et unique n'était pas d'obtenir ce qu'on appelle une purgation ; mais j'avais la prétention fondée, je crois, d'introduire aussi dans le sang des agents capables de ranimer la circulation viscérale et de résister directement à l'altération mortelle quoique secondaire du choléra.

Quelquefois, sans doute, j'ai pu, même en cas de choléra, rechercher seulement une action purgative plus ou moins énergique ; mais je n'ai jamais cru pouvoir compter sur cette médication après les premiers moments de l'invasion, et alors, forcé d'obtenir ce résultat décisif sans délai, je m'adressais au vomi-purgatif émétique 0,10 et ipéca 1 gramme, dont l'action se manifestait sans retard au bénéfice des malades. Cette poudre composée, donnée en ce moment d'élection, rendait de la chaleur à l'économie, poussait à la peau, ranimait la circulation et et surtout celle des organes abdominaux, détruisait la congestion cérébrale, enlevait la constriction épigastrique et changeait la nature des selles : tous phénomènes en rapport avec son action dans l'état physiologique, favorables au plus haut point dans le choléra, et principalement dus au rétablissement de la circulation veineuse abdominale déjà embarrassée. C'était une médication dynamique possible alors puisque les fonctions physiologiques étaient encore puissantes.

C'est la même façon d'agir qu'a cette poudre dans la cholérine et c'est cette action si rapidement avantageuse qui m'a fait donner à ce médicament une préférence bien marquée. Seulement dans ce cas particulier de cholérine, le vomi-purgatif était surtout favorable par la perturbation nerveuse, les secousses et les contractions gastro-intestinales, l'irritation locale et de contact de la muqueuse digestive, le décollement et l'expulsion des dépôts albumineux, enfin tous les effets généraux qui résultent de l'absorption de l'émétine.

Toujours, ou du moins dans l'immense majorité des cas, ma pratique d'accord en cela, comme sur beaucoup d'autres points, avec la pratique de mon savant maître M. Landouzy, m'a prouvé que l'ipéca joint à l'émétique forme un véritable vomi-purgatif, plus sûr comme vomitif que l'ipéca seul, plus sûr comme purgatif que l'émétique ou l'ipéca donnés isolément. Cette remarque explique l'application si fréquente que j'ai faite de cette poudre composée.

J'ai donc administré ce vomi-purgatif 12 fois dans le choléra. Dans tous ces cas le mal était pris au début, avant la disparition du pouls, les déjections inférieures ayant seules beaucoup d'intensité, quels que fussent les accidents nerveux.

Une fois, mais dans un cas vraiment désespéré, ce médicament ne put empêcher la mort. Il y eut cependant un mieux sensible après son administration ; mais la strychnine et les sangsues administrées ensuite méthodiquement et avec persévérance ne purent empêcher la terminaison fatale.— Une autre fois, la mort vint encore terminer la scène, malgré l'administration du sel marin.

Trois fois ce remède suffit pour amener une guérison prompte et définitive. Personne dans ces trois cas n'eût hésité à porter le diagnostic *choléra confirmé*. J'aurais même pu, sans manquer à la sévérité du diagnostic joindre à ces trois cas un plus grand nombre d'autres que j'ai laissés au rang des cholé-

rines et que le même remède a guéris sans autre
secours.

Dans les six derniers cas, ce remède fut insuffisant : 3 fois la glace seule acheva la guérison ; une
fois une potion avec extrait de cachou 4 grammes
amena le même succès ; une autre fois la guérison
définitive exigea un purgatif le lendemain ; enfin
dans le sixième cas, un purgatif fut, lui aussi, insuffisant encore et le sel marin vint parachever la
guérison.

Donné au début du choléra, le vomi-purgatif arrête les accidents ou favorise le traitement subséquent.

Cependant, au paroxisme de l'épidémie. Ce bruit
plus ou moins attesté prend corps dans le pays :
que le vomi-purgatif est dangereux en temps de
choléra. Fort de mon expérience dans l'épidémie
régnante, j'aurais dû tenir ferme et persévérer. Mais
je suis jeune, je débute dans le pays, les malades
sont en défiance, mon journal et les ouvrages qui
m'autorisent ne parlent que de l'ipéca seul. Je crus
devoir faire un pas en arrière. J'administrai 1
gramme 50 d'ipéca, au lieu de la poudre composée.

Quatre fois, j'administrai cette poudre pour arrêter la marche envahissante des accidents cholériques ; trois fois j'échouai complètement, et une
autre fois, la malade ne dut son salut qu'aux boissons abondantes suivies plus tard de la strychnine.

Ces malades sont morts, il est vrai, au paroxisme épidémique les 18 et 19 août : cependant je
crains que la poudre n'ait pas été assez active et
j'ai lieu de croire que la poudre composée aurait
été plus heureusement appliquée.

10.

CONCLUSIONS GÉNÉRALES.

La cause cholérique agit directement sur le sang à la manière des poisons miasmatiques.

Le sang altéré entraîne après lui tous les accidents nerveux que l'analyse permet de constater.

Ces accidents nerveux ne sont pas sous la dépendance d'un centre spécial directement atteint; mais ils sont complètement et fatalement liés à tous les troubles fonctionnels des différents organes.

Le poison cholérique détermine *directement* sur le sang une altération *primitive* portant sur les éléments organisables du plasma.

En conséquence de cette altération *directe et primitive* se produisent un trouble nerveux, une altération nutritive de tous les tissus et des pertes de liquides dont l'embarras gastro-intestinal, la cholérine et le début du choléra sont les suites naturelles.

Les accidents cholériques causés par l'altération primitive amènent quelquefois subitement la mort, mais le plus souvent ils produisent une altération *secondaire* du sang et de tous les organes.

Cette altération *secondaire* consiste dans l'épaississement du sang veineux et la stase de ce liquide dans tous les parenchymes successivement, et initialement dans le système veineux abdominal.

Cette altération *secondaire* explique la gravité du choléra confirmé et le succès ou l'insuccès des diverses médications employées.

La cause altérante primitive est épidémique dans le vrai sens du mot, car elle frappe indistinctement tous les hommes et peut-être tous les êtres vivants qui se trouvent dans le cercle de ses influences.

Aucune circonstance hygiénique connue ne peut d'une manière claire et convaincante empêcher totalement ses manifestations spéciales.

Le défaut des précautions hygiéniques, et les causes altérantes ordinaires, aggravent les manifestations de cette première influence et peuvent décider le développement régulier du choléra confirmé.

Cette première influence a autant de tendance à disparaître naturellement qu'à s'aggraver *quand les conditions hygiéniques sont bonnes.*

Elle semble avoir des tendances à s'aggraver quand les conditions hygiéniques sont mauvaises.

Cette première influence, en certains cas rares peut pour ainsi dire empoisonner sans ressources toute l'économie et amener une mort comme foudroyante. Ces cas sont d'une excessive rareté. On n'a même que des preuves négatives en faveur de cette opinion ; car on n'a pas d'autres preuves que celle-ci : *Telle personne est morte du choléra et n'a pas eu préalablement des accidents prémonitoires constatés.*

L'amélioration des conditions hygiéniques est de nécessité administrative, contre le choléra.

Les causes aggravantes de la cholérine, déterminantes du choléra ont été à Voncq les mêmes que partout ailleurs.

Une de ces causes, d'une importance que j'ai constatée, c'est le dernier repas du soir fait trop tard chez des personnes atteintes de cholérine ou de suette.

Les causes spéciales à Voncq qui me paraissent expliquer la gravité du choléra qui a régné en **1832**, en **1849** et en **1854**, sont :

1° La nature poreuse et perméable du sol ;

2° Les dépôts anciens de fumiers qui s'égouttent et pourrissent sur ce sol ;

3° La mauvaise qualité des eaux ;

4° La mauvaise hygiène des habitations ;

5° Les excès habituels de travail ;

6° L'abus accidentel du cidre et surtout des piquettes ;

7° L'abus habituel de l'eau-de-vie de marc. Cette dernière cause est sans doute la moins importante, les autres jouent un grand rôle.

Les personnes de **25** à **35** ans et les petits enfants de la naissance à **4** ans inclusivement paraissent plus disposés à contracter le choléra dans toutes ses manifestations.

Le choléra confirmé est plus meurtrier chez les femmes et chez les enfants à la mamelle que chez les autres enfants ou adultes.

Le choléra est plus grave et plus difficile à guérir chez les personnes d'un tempérament bilieux ou bilioso-nerveux.

Le tempérament le plus favorable à la guérison est le tempérament lymphatique ou lymphatico-sanguin.

La thérapeutique est très-puissante contre l'état morbide déterminé par l'altération primitive du choléra.

Elle est encore puissante contre l'état morbide secondaire, mais ici, bien souvent après les premiers

instants du début, le mal est au-dessus des ressources de l'art.

Par ma pratique aussi bien que par la théorie ;
à priori et par l'expérience ; il m'est prouvé que :

1° *La médication stimulante* est souvent inefficace
à produire la réaction, et que dans les cas de succès,
cette réaction a le caractère typhoïde le plus dangereux.

Entrant dans les détails :

A. *Le calorique, par application extérieure* augmente l'oppression, l'anhématosie, la cyanose, la
perte des liquides et la stase veineuse.

B. *L'urtication, les synapismes* sur de larges surfaces, *les frictions irritantes avec l'ammoniaque* sont
de bons moyens tant que la circulation périphérique reste assez active.

C. *Les boissons chaudes* répugnent au malade, favorisent l'exhalation gastro-intestinale et sont moins
absorbables que les boissons froides.

D. *Les potions stimulantes à doses peu abondantes
données à intervalles fixes, sans permission d'autres
liquides dans ces intervalles,* doivent être formelle-
ment rejetées. Elles sont tout au plus bonnes comme
adjuvant de médications plus rationnelles, plus
agréables et plus efficaces.

E. *Les alcooliques* sont dans le même cas. Ils paraissent convenir en une seule dose mais assez forte
pour arrêter les vomissements. Ils ont une action
plastifiante qu'on peut utiliser quelquefois.

F. *L'ammoniaque ou son acétate* m'a rendu des
services dans certains accidents de coagulation veineuse de la convalescence.

2° Les astringents conviennent dans la cholérine.
Dans le choléra au début, ils peuvent arrêter les
accidents.

Ils sont nuisibles dans le choléra confirmé.

Dans toutes leurs applications ils entrainent des inconvénients.

3° Les stupéfiants peuvent être nuisibles, ils sont presque toujours inutiles;

4° Je n'ai pas expérimenté les antispasmodiques, si ce n'est l'éther qui m'a paru impuissant;

5° Le sulfate de strychnine ne m'a paru convenir que quand la réaction a été amenée et dans certaines convalescences adynamiques sans congestion encéphalique grave;

6° L'eau froide à discrétion est un bon moyen;

7° La glace en abondance est plus sûre encore;

8° L'eau salée et la glace, ou même l'eau salée avec l'eau froide en petite quantité à la fois dans les intervalles est un moyen très-efficace.

C'est le plus propre à l'absorption.

Il admet comme adjuvants les autres moyens employés avec discernement.

9° La saignée pourrait convenir au début du choléra comme adjuvant d'une médication saline.

Après l'emploi des autres médications et surtout de la médication stimulante elle convient pour diminuer les congestions viscérales consécutives.

Elle est impossible dans le choléra confirmé.

10° Le vomi-purgatif *(émétique* 0,10, *ipécacuanha* 1,00)* dans l'embarras gastro-intestinal, dans la cholérine et même dans le choléra tout au début, est un moyen excellent et sans danger, soit qu'il arrête tous les accidents, soit qu'il favorise le traitement subséquent.

ARTICLE 4me.

De la Suette.

Il paraît qu'il y eut à Voncq, dans l'épidémie dernière, plus de cent cinquante cas de suette. Ces cas nombreux de suette se déclarèrent au déclin de l'épidémie cholérique.

Pour ma part je n'en ai vu que cinquante cas.

Sur ces cinquante, vingt étaient des récidives de 1849. Plusieurs furent assez graves par l'intensité et la durée.

Pas d'éruption. — Anxiété épigastrique généralement nulle ou peu prononcée. — Faiblesse considérable. — Frissons erratiques. — Bouffées de chaleur syncopales. — Toujours pouls fréquent et faible. — Toujours fourmillements dans la paume des mains et la plante des pieds. — Froid aux genoux, toujours. — Quelquefois, pesanteur sur les épaules, point douloureux dans le dos. Tels furent les symptômes dans ces vingt cas de récidive.

Des trente autres cas de suette, 10 furent franches, actives et sans aucun accident grave en aucun temps de leur durée.

Le premier ou les deux premiers jours, sueurs abondantes. — Plus tard, sueurs modérées.

L'éruption manqua souvent ou fut très-tardive et ne nécessita aucun changement de régime. Du reste, mêmes accidents que ci-dessus, mais légers.

Les 20 autres suettes furent moins franches : elles avaient moins d'ordre, moins de suite dans les accidents qui les caractérisent. Il y avait des alternatives inconstantes de bien, de mal, de mieux, de pire et des sueurs accablantes pour rien. Fort souvent les sueurs ne revenaient que la nuit; dans trois cas elles ne revenaient que le jour.

Sept sur ces **20** derniers cas furent suivis de choléra : trois malades moururent et quatre furent sauvés.

De ces quatre qui furent guéris, il y eut trois femmes : l'une prit de l'eau salée ; une autre chez laquelle une disposition hystérique particulière entretenait des vomissements caractéristiques incoërcibles fut sauvée par deux affusions froides à trois heures d'intervalle ; la troisième se guérit sans traitement grâces à son tempérament éminemment lymphatique. Je ne compte pas comme traitement, deux lavements de ratanhia qu'elle ne put recevoir. — Le quatrième cas est celui du frère de cette dernière. Cet homme du même tempérament que sa sœur fut atteint comme elle, mais se guérit bien plus vite. Chez lui, le début fut brusque ; un vomitif donné d'abord et qui aurait dû être plus puissant ou renouvelé a paru rendre les accidents subséquents beaucoup moins graves. Ces deux cas de choléra revêtirent la forme adynamique la plus prononcée.

Des trois qui moururent ; l'un guérit de sa suette ; mais il commit des imprudences : excès de fatigue et écart de régime ; alors il fut pris d'une cholérine grave qui céda à un vomi-purgatif ; enfin sous l'influence d'une hygiène excessivement mauvaise, une récidive de cholérine, **8** jours après la **1**^{re}, amèna une forme lente de choléra adynamique dont il mourut malgré la strychnine. (N° **58** et **58** bis.)

Le second est une femme de **45** ans, de constitution molle qui s'était confinée dans un cabinet étroit, sans air ni lumière. Elle fut atteinte après deux jours de suette d'un choléra adynamique sans refroidissement ni crampes ni cessation de sueurs, lequel choléra amena la mort en **6** heures. (N° **101**.)

Le troisième est un homme de **55** ans, de constitution affaiblie ; il fut atteint d'un choléra peu grave en apparence qui sans amener de refroidissement ni de crampes, ni d'abondantes évacuations, enleva néanmoins le malade en 12 heures; malgré l'ipéca donné comme agent de réaction. (N° 16, tableau supplémentaire.)

Ces deux derniers malades avaient une peur extrême du choléra.

La suette peu grave peut donc être par sa marche naturelle suivie de choléra grave en ce qu'il détermine rapidement la mort, sinon en ce qu'il soit accompagné des accidents cholériques portés à leur plus haut degré de gravité. Il semblerait que les personnes chétives et affaiblies fussent plus exposées à cette terminaison.

En revanche, la suette la plus franche et la mieux caractérisée peut succéder à une attaque de cholérine. Je puis citer de ce fait plusieurs exemples.

Quant au traitement de la suette, il fut nul ou à peu près : je me contentais de surveiller.

Au début, j'aidais aux sueurs par des boissons chaudes, légèrement stimulantes; j'ordonnais le séjour au lit et la diète.

Cette pratique, que je ne chercherai pas à défendre, était basée sur la remarque faite dès le début de l'épidémie, que la suette était d'autant plus tôt guérie qu'elle avait été franche et active au début.

Le lendemain ou le surlendemain de l'attaque, j'ordonnais le lever, l'exercice dans l'intérieur de la maison, une alimentation modérée au gré des malades.

Trois fois, j'ai administré le sulfate de quinine en potion, à la dose de 0,10 centigrammes trois fois par jour. Le mieux ne fut guère sensible.

Les accidents nerveux parurent calmés sous l'influence des perles d'éther, trois par jour.

Un accident, avant coureur immédiat ou contemporain de certaines suettes, fut une boulimie étrange que j'ai éprouvée moi-même. Les aliments passaient avec une rapidité extrême et la faim, revenant au bout de moins de deux heures, s'accompagnait de palpitations du cœur, de bouffées de chaleur et de sueurs plus ou moins abondantes. Tout cela sans dérangement intestinal.

Je n'ai pas perdu un seul cas de suette, par la suette si grave qu'elle fût par les sueurs ou par les accidents nerveux concomitants.

J'ai remarqué, chez un grand nombre de femmes atteintes de suette des attaques d'hystérie plus ou moins graves et bien caractérisées : la boule hystérique, les convulsions, les syncopes, les oscillations musculaires permanentes, la susceptibilité nerveuse ou l'impressionnabilité outrée.

Les fonctions menstruelles n'ont pas, que je sache, été plus dérangées par la suette que par le choléra.

Voncq, 28 février 1855.

Louis **BRÉBANT**,

Officier de santé.

Vouziers. — Imprimerie de Ch. SARAZIN.

www.ingramcontent.com/pod-product-compliance
Ingram Content Group UK Ltd.
Pitfield, Milton Keynes, MK11 3LW, UK
UKHW020927120726
13693UKWH00003B/1180